Dermatologia
DE MEMBROS INFERIORES

Adriane do Espírito Santo Rangel

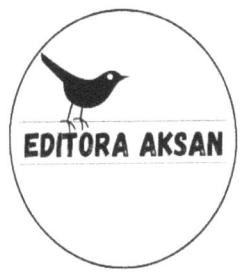

Não é a pele que você vê no homem que diz quem ele é realmente

Erkan Şahin

Considerações Gerais Sobre a Pele

A pele é uma barreira que protege o corpo dos traumas, da desidratação e da invasão por microrganismos externos, além de participar da regulação da temperatura corporal, da excreção e absorção de substâncias. A epiderme é a camada externa da pele; um epitélio estratificado, avascular, que tem como anexos cutâneos unhas, folículos pilossebáceos e diversas glândulas. A derme é a região vascularizada da pele; é formada por tecido conjuntivo e separa-se da epiderme pela membrana basal. A hipoderme é a camada mais profunda da pele, formada por tecido gorduroso. A região da pele que não tem pêlos é chamada pele glabra e a região que apresenta pêlos, pele pilosa. As células residentes da epiderme são os ceratinócitos ou queratinócitos, os melanócitos, as células de Langherans e as células de Merkel. Os ceratinócitos em maior quantidade, caracterizam-se por formar durante sua diferenciação, proteínas estruturais chamadas queratinas. Ceratinócitos apresentam-se inicialmente colunares na camada basal ou camada germinativa da pele, e tornam-se achatados à medida que migram em direção às camadas espinhosa e granulosa, até que finalmente perdem o núcleo na camada córnea. Os ceratinócitos são unidos entre si por desmossomas ou pontes intercelulares. O cimento intercelular ou glicocálice também ajuda em sua coesão. Melanócitos se originam da crista neural e migram para a epiderme, onde produzem melanina, responsável pela proteção contra a radiação ultravioleta. A quantidade de melanina presente nas células basais ajuda a determinar a cor da pele. Células de Langherans são as células apresentadoras de antígenos da epiderme, e células de Merckel são células neuroendócrinas que funcionam como mecanorreceptores e participam da sensação tátil. Linfócitos estão presentes geralmente em número baixo na epiderme. A junção dermoepidérmica separa a derme da epiderme. Atua como suporte para adesão da epiderme à derme, auxilia na regulação do trânsito de metabólitos entre a derme e a epiderme, além de servir como suporte para a migração de células durante processos imunológicos. A membrana basal inclui importantes proteínas e estruturas de adesão em sua composição, tais como hemidesmossomos, várias isoformas da laminina, colágenos tipo IV, tipo VII, tipo XVII e tipo XVIII, e integrinas. Defeitos específicos em seus componentes estão associados a importantes doenças dermatológicas. A derme, camada vascularizada da pele, é rica em tecido conjuntivo e proteínas de matriz extracelular. Subdivide-se em derme papilar, superficial e derme reticular ou profunda. Fibroblastos, macrófagos e células dendríticas são suas principais células residentes. Os fibroblastos ficam dispersos no tecido conjuntivo e secretam uma matriz extracelular rica em colágenos. O infiltrado inflamatório leucocitário eventualmente alcança a pele por meio de vasos sanguíneos, e sua morfologia auxilia no diagnóstico de diferentes doenças.

Patologias Relacionadas

Diversas doenças têm sua origem em anormalidades estruturais dos componentes da pele. Dessa forma, a membrana basal defeituosa pode originar a epidermólise bolhosa juncional, onde os hemidesmossomos são rudimentares ou esparsos, causando a ocorrência de vesículas na lâmina lúcida. Na epidermólise bolhosa distrófica recessiva, antígenos das fibrilas de ancoramento são deficientes ou ausentes. Defeitos na plectina, que se liga em redes de filamentos de actina, microtúbulos e filamentos intermediários, são vistos na epidermólise bolhosa simples congênita associada à distrofia muscular. As plaquinas parecem ser ainda um dos alvos da autoimunidade no pênfigo paraneoplásico. Células de Langherans epidérmicas encontram-se aumentadas depois de repetidos episódios de dermatite de contato ou em condições tumorais, como a micose fungóide. Apresentam um papel importante na sensibilidade de contato, em infecções virais e neoplasias da pele. Sua capacidade de apresentação de antígenos aos linfócitos pode ser afetada pela radiação ultravioleta. As consequências de um controle defeituoso da proliferação dos ceratinócitos basais podem ser encontradas na psoríase, quando a velocidade de proliferação é muito aumentada, levando a um espessamento epidérmico e a um desprendimento dos ceratinócitos antes que estes tenham tido tempo de completar sua diferenciação.

Flora Cutânea ou Microbiota Normal

A pele e as mucosas de pessoas sadias podem ser habitadas por microrganismos que não causam doença e constituem a microbiota normal. A flora normal tem importância pelo fato de que, além de outros mecanismos de defesa da pele, constitui-se em defesa contra infecções bacterianas através da interferência que ocorre entre as próprias bactérias residentes na pele. Porém, quando a pele é lesada ou há uma diminuição do estado imunológico, podem-se ter casos em que bactérias usualmente não patogênicas existentes na superfície da pele, passam a exercer o papel de patogênicos oportunistas, sendo de importância o volume do inóculo e a virulência dos microrganismos.

Bactérias mais comuns que habitam a pele e suas localizações preferenciais:

Classe	Bactérias	Localização
Cocos aeróbios	Staphylococcus aureus, S. epidermidis, S. haemolyticus, S. warneri, Micrococcus spp, Streptococcus spp.	Todas as localizações do corpo, principalmente áreas intertriginosas
Corineformes aeróbios	Corynebacterium minutissimum, Brevibacterium epidermidis	Áreas intertriginosas
Corineformes anaeróbios	Propionibacterium acnes, P. granulosum, P. avidum.	Folículos e glândulas sebáceas
Bactérias gram-negativas	Acinetobacter spp., Enterobacter	Períneo e fossa ante cubital
Leveduras	Pityrosporum ovale, P. orbiculare, Malassezia furfur	Locais ricos em glândulas sebáceas

Dermatoses eczematosas
Dermatite de contato

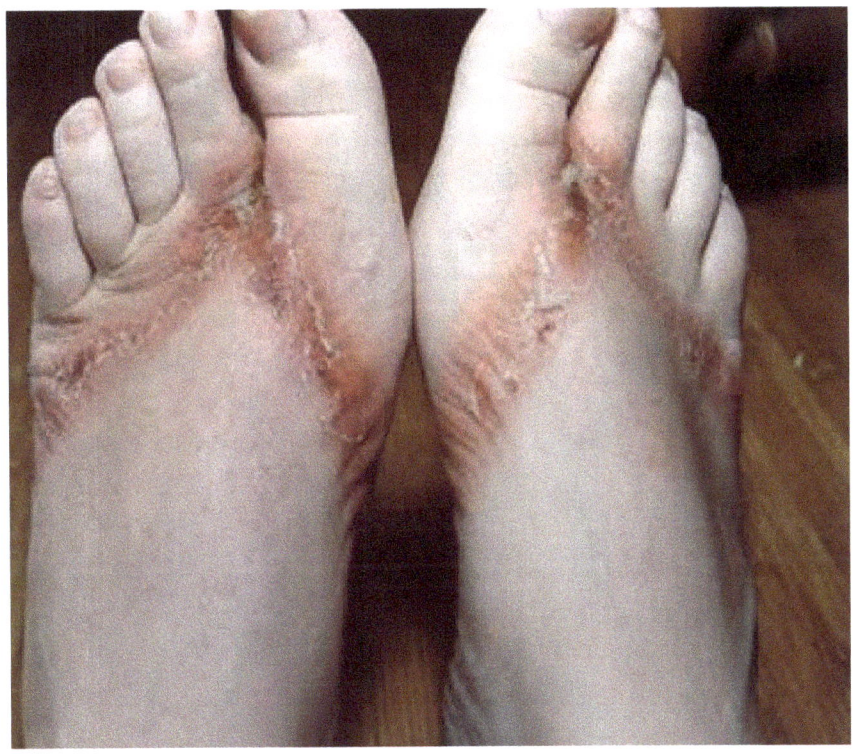

É uma dermatite eczematosa exógena que pode se manifestar por um quadro agudo, subagudo ou crônico. Os eczemas ou dermatites são síndromes inflamatórias na pele, caracterizadas pela presença de eritema, edema, infiltração, vesiculação, secreção, formação de crostas, escamas e liquenificação. Essas lesões se sucedem ou se associam caracterizando as várias formas dos eczemas; o prurido é um sintoma constante. Aliás, o termo eczema, do grego eczein que significa ebulição (ek = fora, zein = ferver) já induz uma ideia do quadro clínico. O eczema de contato se situa regionalmente, sendo mais frequente nas mãos, face, pescoço e pés. Infecção secundária pode complicar o quadro. Nos locais atingidos pode surgir após a melhora do quadro, retenção sudoral pós-inflamatória que não deve ser confundida com o processo primitivo. Devido à reepitelização, há obstrução dos ductos sudoríparos com extravasamento do suor na epiderme com prurido e reação inflamatória. A coçagem e aplicação de medicações tópicas podem agravar este quadro de retenção sudoral. Nas mãos e pés na fase crônica, há queratodermia com aparecimento de fissuras muito dolorosas. O tempo mínimo necessário para a produção de um estado de sensibilização cutânea parece ser de 5 dias, ainda que uma substância possa ser usada longo tempo antes de se tornar antigênica. Com relação à etiopatogenia, o eczema de contato é classificado em:

➢ **Eczema de contato por irritação primária - ECIP:** O ECIP surge em consequência da exposição única ou repetida a agentes agressores, em cujo mecanismo de ação não participa eventos imunológicos. Nesta classificação observam-se duas formas: **Eczema de contato por irritante primário absoluto**: desencadeado pela ação cáustica de substâncias quando em contato com a pele. Ocorre pela capacidade da substância em provocar dano tecidual. Não existe suscetibilidade individual e os sintomas surgem abruptamente, havendo melhora rápida após a suspensão do contato. Geralmente é consequente a contato acidental. Ex.: o contato acidental da pele com um ácido. **Eczema de contato por irritante primário relativo**: forma mais frequente de eczema de contato por irritação; pode surgir após dias, semanas, meses ou anos de exposição ao agente causador. O seu aparecimento depende das características da substância irritante, do tempo de exposição e da periodicidade do contato com o agente irritante. A frequente exposição à água, sabões e detergentes favorecem a irritação. ECIP é a forma mais frequente de eczema de contato, principalmente quando relacionada às atividades profissionais, representando 60% de todas as dermatoses ocupacionais.

➤ **Eczema alérgico de contato**: Eczema alérgico de contato, EAC, corresponde a uma reação imunológica do tipo IV. A substância contactante é capaz de penetrar na pele e estimular o sistema imunológico do indivíduo a produzir linfócitos T que liberam várias citocinas, provocando uma reação inflamatória, clinicamente um eczema.

➤ **Eczema de contato foto tóxico**: Eczema de contato foto tóxico é desencadeado por substâncias que se transformam em elementos foto tóxicos pela ação da radiação UVA, levando a uma reação eczematosa.

➤ **Eczema de contato foto alérgico:** O mecanismo etiopatogênico é o mesmo do eczema alérgico de contato com a participação da luz solar no desencadeamento do processo. A formação da reação imunológica do tipo IV necessita da presença concomitante da radiação apropriada e do foto alérgeno. Após a absorção da energia da luz, a substância é convertida em molécula em estado ativado. Neste processo, a molécula se une a carregador proteico para formar um antígeno completo. Uma vez que o antígeno é formado, o mecanismo que se segue é o mesmo do EAC.

Os mecanismos bioquímicos envolvidos na irritação cutânea são complexos e não foram inteiramente esclarecidos, porém, em contraste com o conceito prevalente há quase um século atrás, sabe-se agora que ela é uma reação de tipo imunológico envolvendo mediadores pró-inflamatório, especialmente citocinas de células cutâneas não imunes (ceratinócitos) e imunes (CL leucócitos). Quase todas as citocinas anteriormente consideradas como exclusivamente ligadas a reações alérgicas são encontradas também em reações irritativas. As fragrâncias são a principal causa de EAC devida a cosméticos, constituindo mais de 30% dos casos identificados. As fragrâncias estão entre os "cinco mais" frequentes alérgenos, geralmente em segundo lugar depois do sulfato de níquel. Considerando-se o extenso uso de fragrâncias, a frequência de alergia de contato a esses grupos de materiais é relativamente pequena. Em números absolutos, porém, a alergia a fragrâncias, com cerca de 1% da população geral estando sensibilizada a elas.

Precisamos entender que os produtos designados como desprovidos de fragrâncias podem na realidade não o ser e que rótulo como "sem perfumes", "hipoalergênico", "dermatologicamente testado", "para peles sensíveis" ou "recomendado pelos dermatologistas" não querem dizer absolutamente nada.

O tratamento dos eczemas de contato consiste em orientações ao paciente para evitar contato, com alternativas para as substâncias responsáveis pelo eczema de contato. O tratamento tópico para os eczemas de fraca e média intensidade pode ser efetuado através de compressas úmidas com soluções adstringentes como o líquido de Bürow ou a água de Dalibour (1/10 ou 1/20); corticosteroide tópico em creme nas fases agudas. O tratamento sistêmico nos casos extensos pode fazer uso de corticoide: Prednisona 1 mg/kg/dia, por cinco dias, com redução da dose pela metade e manutenção por período variando entre 10 e 14 dias; anti-histamínicos para aliviar o prurido; antibióticos nos casos de infecção secundária, de acordo com o agente envolvido; Ciclosporina; Tacrolimus (FK 506) em creme, um potente imunossupressor; fototerapia principalmente UVB; Pentoxifilina, que é um vasodilatador periférico e ascomicina em creme.

Eczema ou Dermatite Numular

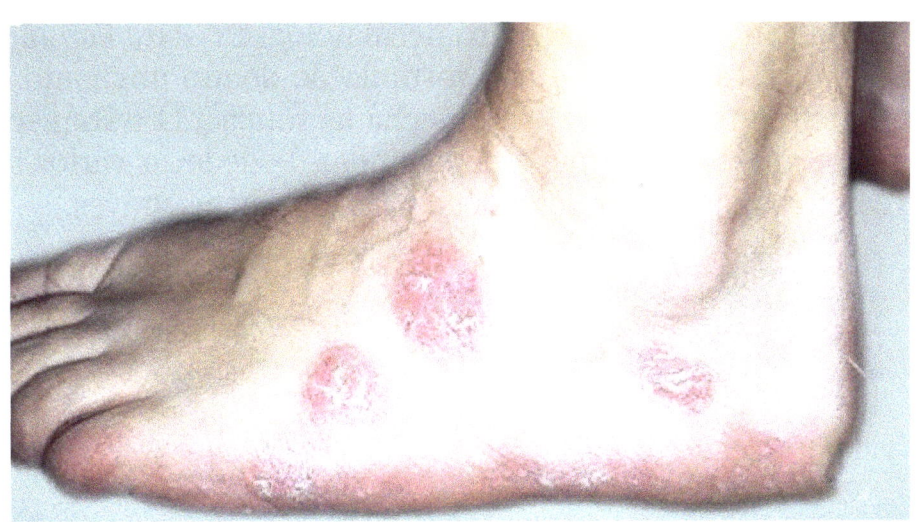

A palavra "numular" vem do latim nummus, que significa "moeda", e é usado para descrever uma dermatite caracterizada por placas redondas de eczema. Rayer foi o primeiro em descrevê-la em 1845, embora tenha sido Dervergie que o denominou eczema numular em 1857. O eczema ou dermatite numular se caracteriza por placas pápulo-vesiculosas, ovais ou redondas, cujas dimensões variam de um a vários centímetros. Com o dessecamento das secreções formam-se crostas muitas vezes melicéricas, pela infecção secundária. As lesões são múltiplas e podem surgir em qualquer área, todavia são mais comuns nas extremidades, particularmente antebraços, pernas, dorso das mãos e pés.

Cada surto dura de semanas a meses, com recorrências durante anos. As lesões desaparecem sem deixar cicatriz e as recidivas podem surgir no mesmo local ou em outras regiões. É um quadro eczematoso de causa desconhecida, provavelmente com mais de uma causa e no qual frequentemente existe um componente de infecção bacteriana por estafilococos. Ocorre em ambos os sexos, surge em qualquer idade sendo, porém mais frequente em adultos e pessoas idosas. Tende a piorar no inverno e a melhorar no verão. Frequentemente é associado à pele seca e é agravado ou desencadeado pelo uso excessivo de sabão e água. Também está associado a atopia (asma, rinite, eczema atópico...). Atopia é um termo que designa uma predisposição genética para adquirir doenças de caráter alérgico, pessoas muito alérgicas são chamadas de "atópicas". A diagnose diferencial deve considerar a dermatofitose, que apresenta lesões circulares com centro claro, bordas pápulo-descamativas e que pode ser excluída pelo exame micológico; algumas erupções medicamentosas, o que pode ser feito pela história, e em crianças, o impetigo, no qual há sempre lesões pustulosas iniciais.

O tratamento do eczema numular consiste inicialmente em controlar o ressecamento da pele, devendo-se evitar banhos quentes e o uso excessivo de sabões. Deve-se hidratar bem a pele após o banho. Nas lesões são utilizados cremes e pomadas de corticosteroides e antibióticos. Pode ser necessário o uso concomitante de medicação via oral e o tratamento adequado depende de cada caso, devendo ser indicado pelo médico dermatologista. Para eczema numular de difícil controle, acrescenta-se coaltar à formulação de um unguento. Embora isso possa ser útil, tem um cheiro forte e mancha as roupas. O tratamento com a luz ultravioleta várias vezes por semana pode ajudar. Pode levar vários meses para se controlar o eczema, mas pode valer a pena para casos mais graves.

Líquen plano

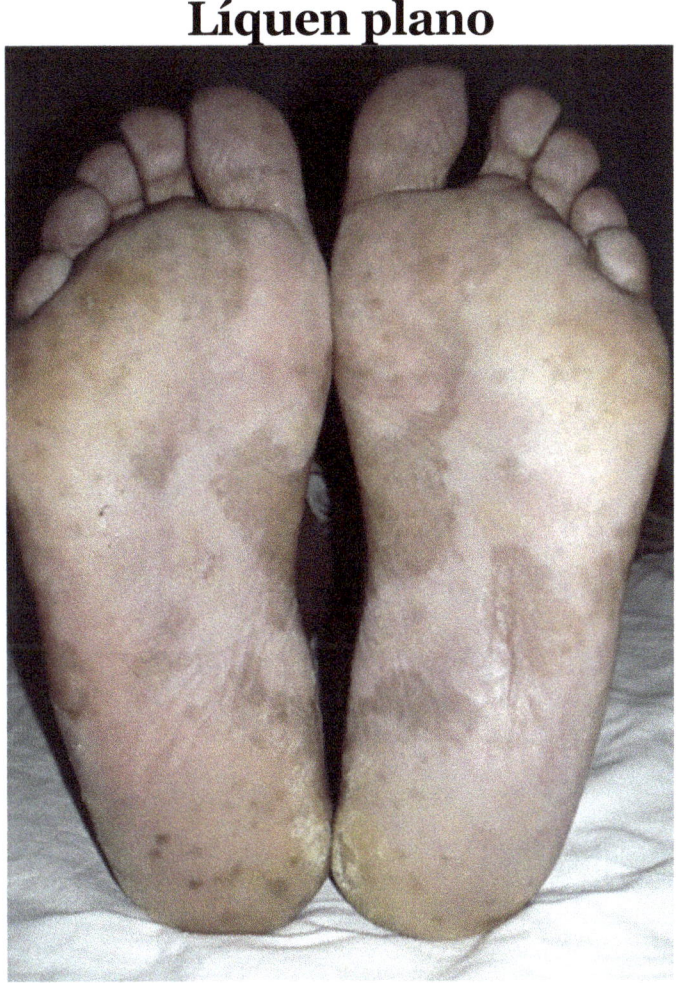

Doença inflamatória crônica caracterizada por pápulas planas, violáceas, com discreta descamação, pruriginosas, que ocorrem mais comumente na face flexora dos punhos, região lombos sacra, parte inferior das pernas e regiões perimaleolares; as mucosas oral e/ ou genital são com frequência acometida, às vezes de forma isolada. Menos comum é o acometimento de unhas (cerca de 10% dos casos) e folículos pilosos. O líquen plano (LP) se inclui no grupo das enfermidades que manifestam o fenômeno de Köebner, isto é, traumatismos de várias naturezas podem levar ao aparecimento de lesões de LP nas áreas traumatizadas. No caso da coçadura, por exemplo, podem-se originar lesões lineares de LP. Sua causa é desconhecida, mas sua patogênese parece estar relacionada com a agressão imunológica contra antígenos epiteliais alterados.

O líquen plano pode ser concomitante a várias condições. Há um grande número de casos descritos na literatura de coexistência de líquen plano com diversas doenças hepáticas crônicas, em particular a cirrose biliar primária e a hepatite crônica ativa, inclusive pelos vírus das hepatites B e C. Outras condições podem coexistir com o LP: colite ulcerativa, alopecia areata, síndrome de Sjögren, malignidades variadas e diversas afecções cutâneas ou sistêmicas são relatadas em pacientes com LP. Vale ressaltar as enfermidades autoimunes, em particular o lúpus eritematoso discoide, cuja simultaneidade com o LP ensejou a proposta de uma categoria especial: síndrome de superposição lúpus eritematoso-líquen plano. Algumas evidências têm sugerido a participação do herpes vírus humano tipo 7 (HHV - 7) na patogênese do LP. Devido ao desconhecimento que persiste sobre a etiologia do líquen plano, seu tratamento tem sido empírico. Muitas medicações se mostram úteis, mas nenhuma é eficaz em todos os casos. As medicações citadas abaixo continuam eficazes em alguns casos, sendo interessante assinalar que muitas são usadas sem que sejam conhecidos os mecanismos pelos quais elas agem:

- Corticosteroides
- Retinóides
- Griseofulvina
- Itraconazol
- Antimaláricos
- Dapsona
- Talidomida
- Imunossupressores
- Tacrolimus
- Enoxaparina
- Levamisole
- Interferon

O tratamento primário é parar de coçar a pele. Isso pode incluir o aconselhamento, para que a pessoa tome consciência da importância de não coçar a pele, medidas de controle do estresse ou modificação do comportamento. O prurido e inflamação podem ser tratados com loções antipruriginosas ou esteroides tópicos (aplicadas sobre uma área localizada da pele). As pomadas esfoliativas, como as que contêm ácido salicílico, podem ser usadas nas áreas espessadas. Pode-se recomendar o uso de sabões ou loções de alcatrão (alcatrão de hulha). Podem ser usados curativos oclusivos que recobrem e protegem a área, com ou sem medicamentos tópicos. Eles são mantidos no local durante uma semana ou mais. Pode ser necessário administrar anti-histamínicos, sedativos ou tranquilizantes para reduzir o prurido e o estresse. Esteroides podem ser injetados diretamente nas lesões, para reduzir o prurido e a inflamação.

Eczema e ulceração de varicose

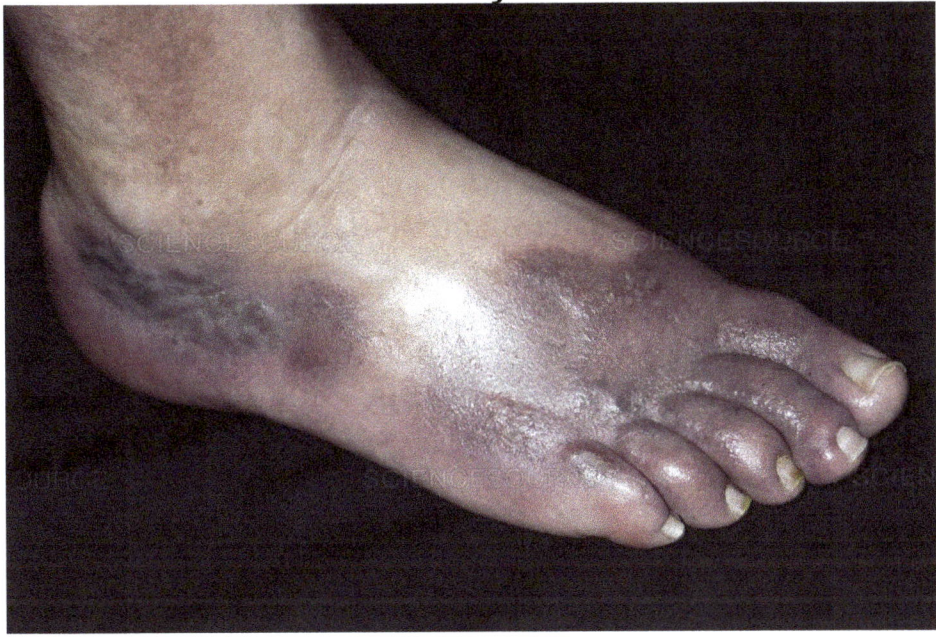

Um distúrbio comum dos membros inferiores que se origina da hipertensão venosa e leva a uma síndrome gravitacional composta de várias anormalidades, que incluem o eczema, edema, inflamação, endurecimento, ulceração e, às vezes, fibrose e calcificação da pele. Localização inicial no terço inferior da perna, iniciando-se geralmente no tornozelo e estendendo-se gradualmente. Quadro eczematoso, eritematoso e vésico-secretante na fase aguda e liquenificado no período crônico. Ulcerações podem se desenvolver, constituindo as úlceras da perna ou de estase. O complexo eczema-úlcera-erisipela no curso evolutivo, pode conduzir à dermatoesclerose e à elefantíase. A causa mais comum de estase são varizes, por insuficiência valvular ou tromboflebites. Outros fatores que também podem determinar estase são obesidade, lesões tróficas musculares, artrites deformantes ou fraturas nos membros inferiores e pés valgo-planos. Entre os sinais prodrômicos da afecção estão o edema e a dermatite ocre, está caracterizada por manchas vermelha-acastanhadas decorrentes da pigmentação hemossiderótica residual após púrpura de estase. O sangue retorna da perna ao coração através de três conjuntos de veias profundas, superficiais e intercomunicantes (perfurantes) - após a contração dos músculos gastrocnêmios e sóleos durante o exercício. As válvulas impedem o sangue de retornar para baixo. Se este sistema falhar em qualquer um de seus componentes, o resultado é uma hipertensão venosa, que causa distensão e alongamento das alças capilares. O fibrinogênio extravasa para os tecidos através dos poros endoteliais alargados e a fibrina é depositada nos capilares, formando um "coxim" que limita a difusão do oxigênio e de outros nutrientes para a pele.

Adicionalmente, os leucócitos se acumulam durante os períodos de imobilidade, obstruem os capilares e, assim, contribuem para a isquemia local. As causas mais comuns de falha do sistema são:
- Trombose venosa
- Ausência de válvulas
- Uma bomba muscular comprometida

A hipertensão venosa é uma doença comum, que é mais frequente em mulheres com peso excessivo ou em grupos socioeconômico inferiores. Ocorre na área da marcha da perna e particularmente ao redor dos tornozelos.

O tratamento objetiva diminuir a estase, colocando-se as pernas mais elevadas e usando-se meias elásticas conforme prescrição médica. Cuidados com traumatismos para evitar o estabelecimento da úlcera. Uso tópico de corticoides nas áreas eczematizadas e não na úlcera. Antibióticos sistêmicos quando necessários.

Inúmeras medidas tem utilidade no tratamento da ulceração venosa:
- Repouso e elevação da perna
- Bandagens de compressão
- Exercício
- Dieta
- Exame médico completo
- Tratamento do eczema
- Testes epi cutâneos
- Estimular a moral
- Medição
- Terapia local
- Tratamento da síndrome gravitacional
- Hospitalização
- Cirurgia

Ponfolix (eczema disidrótico)

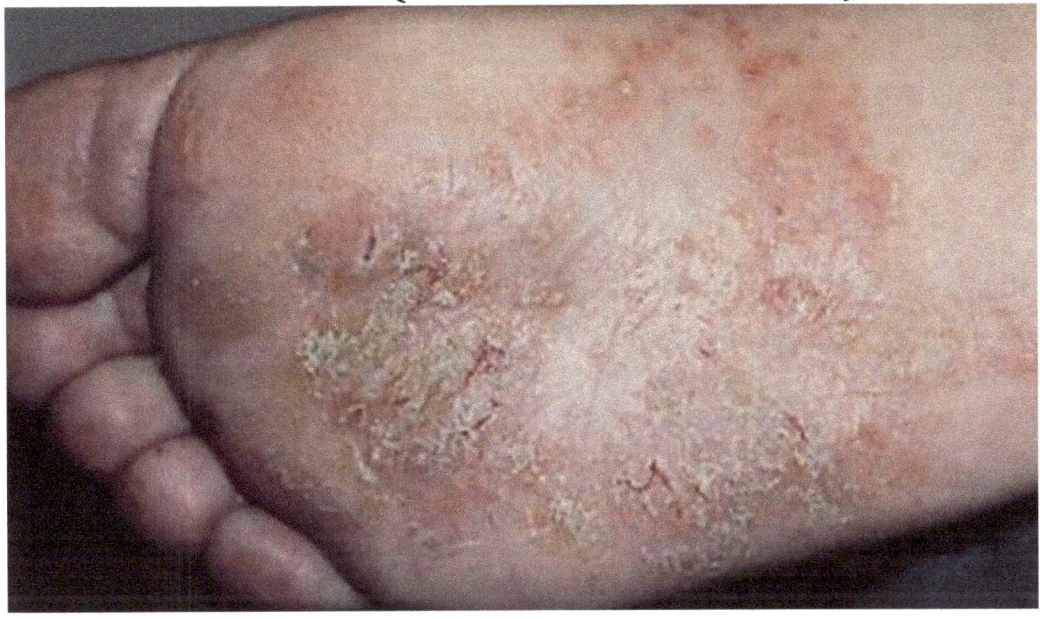

Erupção vesicular característica das laterais dos dedos, artelhos, palmas das mãos e plantas dos pés, associada com hiperidrose. Pode-se tornar seca, com fissuras e crônica. É considerado como reação eczematosa de aspecto peculiar pelas características anatômicas das áreas comprometidas. Clinicamente observam-se bolhas pequenas (vesículas) claras, profundas, com uma área avermelhada de base, nas palmas das mãos e nas partes laterais dos dedos em 80% dos casos. Outros 10% têm envolvimento também na planta dos pés. Apenas 10% têm só envolvimento plantar. Os surtos de lesões são de aparecimento abrupto, com sensações de calor e coceira, às vezes precedendo os ataques. Posteriormente pode haver descamação, secura e crostas. As unhas podem tornar-se distróficas (alteradas clinicamente). As lesões podem ser dolorosas se houver infecção ou rachaduras nos locais atingidos.

Deve-se diferenciá-la das seguintes afecções:

a) Eczema numular; que pode apresentar lesões nas palmas ou plantas, mas que, entretanto compromete também outras áreas.

b) Psoríase pustulosa, apesar da psoríase apresentar com maior frequência lesões eritêmato-escamosas nas palmas e plantas, pode, eventualmente, caracterizar-se por lesões vesico-pustulosas.

c) Pustulose persistente palmo-plantar, síndromes caracterizadas pelo aparecimento mais ou menos abrupto de vesico-pústulas, profundas, com sinais inflamatórios. O quadro evolui por surtos e é extraordinariamente crônico.

Principais fatores etiológicos: infecções micóticas e mícides, medicamentos, infecções bacterianas, contactantes, idiopáticos. A disidrose está, muitas vezes, associada com hiperidrose palmo-plantar.

Afeta ambos os sexos, com maior incidência entre os 20 e 40 anos de idade, com frequente associação ao estresse emocional ou sudorese aumentada nas mãos e pés, principalmente nos meses de verão. Em geral, na disidrose verdadeira, a causa é desconhecida. Às vezes existe uma erupção disidrosiforme onde se detecta claramente a causa: por dermatite de contato ou atópica, reações medicamentosas e mícide disidrosiforme (reação imunológica à distância de uma micose).

Dermatose plantar juvenil

Erupção simétrica das superfícies plantares dos pés que sustentam o peso nas crianças, provavelmente secundária à natureza oclusiva dos calçados e meias de materiais sintéticos dos dias atuais. O quadro parece ser um fenômeno relativamente recente e acredita-se que se deva a uma alteração na composição das meias e sapatos durante os últimos quinze anos. Materiais naturais como o algodão, lã e couro estão sendo continuamente substituídos por materiais sintéticos como o náilon e plásticos que são menos porosos. A perda da permeabilidade é intensificada pelo vários revestimentos repelentes que são aplicados aos calçados para aumentar a sua durabilidade. Suspeita-se de uma dermatite de contato devido a alguma parte do calçado ou meia, mas testes epi cutâneos foram improdutivos. A doença afeta crianças e adolescentes jovens, particularmente aqueles que usam calçados ou meias do tipo "trainer". Alguns dos pacientes são atópicos, mas este achado não é de forma alguma um achado consistente. Muitas vezes gostam de futebol e outros esportes e é possível que o ambiente quente e úmido produzido por esses calçados oclusivos, acoplado com a fricção à qual a criança ativa submete a pele, estabeleça o distúrbio.

O quadro é muito comum e característico. As superfícies plantares das áreas dos pés que sustentam o peso (artelhos, parte anterior do pé e partes laterais do pé) são afetadas. As fendas dos dedos e a região dorsal dos pés são poupadas. A pele tem uma aparência avermelhada, vitrificada e rachada e a erupção é bastante simétrica. Tende a ser crônico. Embora muitas vezes o quadro seja equivocadamente diagnosticado como pé de atleta, a simetria, o fato de poupar a região interdigital e a micologia negativa irá fazer a distinção entre eles.

Tratamento ponfolix vesico bolhoso agudo:
➢ Repouso
➢ Líquidos de imersão: salina, solução de Burrow (acetato de alumínio 5%) ou permanganato de potássio são úteis, o último especialmente para os pés
➢ Antibióticos: sepsia secundária está frequentemente presente e eritromicina é uma escolha útil
➢ Esteroides tópicos
➢ Emolientes: são úteis para o segundo estágio quando predominam a secura e as fissuras
➢ Anti-histamínicos orais: são úteis como sedativos e antipruriginosos.

A maioria das crises tem resolução espontânea no período de uma a três semanas. O intervalo entre os surtos pode ser de semanas a meses. Entretanto, como a disidrose pode ser sintomática, algumas medidas tais como alívio destes sintomas e proteção local, podem ser necessárias, além da medicação tópica (na lesão) mais adequada, dependendo se o quadro for agudo (com lesões úmidas) ou crônico (com lesões secas). Casos raros e mais graves exigem tratamento por via oral. O paciente deve ser orientado se a doença é agravada por estresse ou sudorese abundante.

Erupções eritêmato escamosas - Psoríase

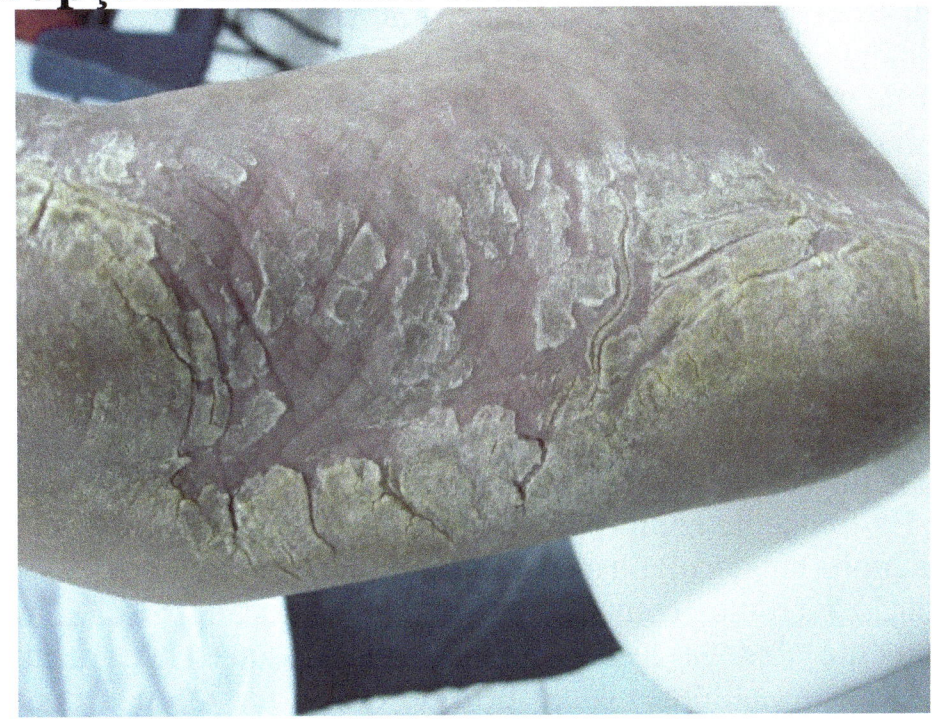

A psoríase é uma doença de pele incurável e não contagiosa, nem por transfusão sanguínea, sendo hereditariamente transmissível pelos genes do psoriático. Psoríase é palavra grega que vem de Psórian (ter o comichão), cujo prefixo psên significa coçar. Psên provém de bhes (friccionar) do indo europeu. A forma com sufixo bhsabhamo deu em grego psammos (areia contaminada) e a forma com sufixo bhs-á deram em grego psên (coçar) = palimpsest e psoríases (coçar ou arranhar). É uma doença crônica, hiperproliferativa da pele, de etiologia desconhecida, mostrando uma grande variedade na severidade e na distribuição das lesões cutâneas. Na maioria dos casos, apenas a pele é acometida, não sendo observado qualquer comprometimento de outros órgãos ou sistemas. Em pequenas percentagens e casos, há artrite associada. Homens e mulheres são atingidos de igual forma, na faixa etária entre 20 e 40 anos, podendo, no entanto, surgir em qualquer fase da vida e com grande frequência em pessoas de pele branca, sendo raras em negros, índios, asiáticos e não existe entre esquimós.

Manifesta-se com a inflamação nas células da pele, chamadas queratinócitos, provocando o aumento exagerado e sua produção, que vai se acumulando na superfície formando placas avermelhadas de escamação esbranquiçadas ou prateadas. Isso em meio a um processo inflamatório e imunológico local. O sistema de defesa local, formado pelos linfócitos tipo T, é ativado como se a região cutânea tivesse sido agredida. Em consequência, liberam substâncias mediadoras da inflamação, chamadas citocinas que aceleram o ritmo de proliferação das células da pele. Fatores exógenos ou endógenos irão desencadear o aparecimento do quadro eruptivo. Este decorre, basicamente de uma aceleração no tempo da divisão celular da epiderme, o que determina a queratinização imperfeita.

Estas descobertas recentes são importantes para que drogas atuem somente nos locais afetados, diminuindo os efeitos colaterais e aumentando a sua eficácia. Os lugares de predileção da psoríase são os joelhos e cotovelos, couro cabeludo e região lombo sacra – todos locais frequentes de traumas (fenômeno de Köebner).

O entendimento da psoríase é tão complexo que parece não uma doença, mas várias em uma só. Sendo assim imprevisível a sua evolução ou regressão. A psoríase apresenta-se na forma de lesões eritêmato-escamosas em gotas, moedas, anel, arco de círculo ou formas bizarras, disseminadas ou atingindo áreas extensas. Nessas lesões, às vezes, predomina o eritema e em outras a escamação profunda por escamas prateadas, secas, aderentes e estratificadas. A localização das lesões é quase sempre simétrica afetando a face de extensão dos membros, particularmente cotovelos e joelhos, couro cabeludo, regiões sacra e palmo-plantares. Há frequente comprometimento das unhas, que apresentam pequenas depressões (unha em dedal) ou queratose subungueal.

A evolução é crônica com períodos de exacerbação e de acalmia, podendo ocorrer somente algumas lesões ou disseminação que chega a atingir caráter universal. Ocorrem sintomas como prurido e queimação que, de acordo com o estado emocional, atingem intensidade variável. Deve-se diferenciá-la dos seguintes eczemas que também apresentam aspecto psoriasiforme:

a) Dermatite seborreica: que não atinge os cotovelos e joelhos.

b) Pitiríase rósea: que pode, em regra, ser facilmente excluída pelos dois tipos de lesões e pela evolução para a cura em oito semanas.

c) A sífilis pode, no período secundário, apresentar lesões psoriasiformes, porém a presença de outros achados como adenopatias, placas mucosas e as reações sorológicas positivas confirmam a infecção luética.

A psoríase parece afetar 1-2 % das populações britânica e norte-americana e ambos os sexos igualmente. Nenhuma raça está isenta, mas enquanto ela é comum no subcontinente indiano, é rara nas populações afro-caribenhas, negra americana, japonesa e índia norte-americana. Um terço dos pacientes recorda uma história familiar. Ela é mais provavelmente herdada como dominante autossômica com penetrância incompleta. Os filhos do paciente psoriático têm uma probabilidade três vezes maior de desenvolver a doença. A psoríase é uma dentre várias doenças que podem desenvolver-se em locais de lesão (o fenômeno de Köebner).

Álcool, antimaláricos e lítio podem exacerbar a doença. O practolol, um betabloqueador atualmente retirado, produzia uma erupção que tinha diversos aspectos psoriasiformes. As alterações mais iniciais são vistas na derme papilar, onde há notável dilatação e tortuosidade da alça capilar superficial. Estas últimas estão rodeadas por leucócitos polimorfonucleares e um menor número de mononucleares. Os dermatologistas parecem unânimes em aceitar a ideia de ser a psoríase uma patologia cuja etiologia é ainda desconhecida, existindo muita incerteza a respeito da patogênese da doença, muito embora, o papel patogênico das dermatoses parece estar condicionado à maior ou menor vulnerabilidade psíquica, condicionada pela personalidade, cabendo a ela o papel de desencadeador, ou ainda, o de motivador, dando forma e expressão a uma condição psíquica anômala, latente ou de outro modo manifesta.

Existem diferentes variedades de psoríase: **A vulgar** (evolui em episódios separados, com períodos de latência inconstante, ao acaso e com momentos de remissão total); a psoríase vulgar responde por cerca de 90% dos casos que, por sua vez, apresenta as formas "pontuadas", em gotas", "numular", "geográfica" etc. **A invertida** (apresenta característica diferente dos outros, as lesões aparecem nas dobras cutâneas, tais como axilas, virilha, embaixo dos seios, etc., devido ao atrito e suor, há mais irritação). **A eritrodérmica** (ocorre generalização por todo o corpo, mais conhecida e de forma típica). **A pustulosa** (ao lado das lesões eritematosas há pústulas, podendo ocorrer de forma generalizada ou localizada nas regiões palmares e plantares; caracteriza-se por pústulas estéreis ou são generalizadas, nem sempre apresentando lesões típicas da psoríase) e a artropática (atinge as articulações dos dedos, das mãos e dos pés, levando a inchaço e a dor); lembra muito a artrite reumatoide e pode ser tão debilitante quanto ela, não se encontra, no entanto, o fator reumatoide no soro do paciente. A patogenia da psoríase é caracterizada por vários fatores, dentre os quais se ressaltam: engrossamento epidérmico, alongamento das papilas dérmicas, aumento da mitose celular epidérmica; hiperqueratose paraqueratósica (engrossamento do extrato córneo); ausência ou diminuição do estrato granuloso, infiltração inflamatória da derme subcapilar; proliferação de vasos sanguíneos subepidérmicos e maior circulação sanguínea. É uma doença crônica de difícil tratamento que pode ser controlada por algumas drogas, embora não exista medicação que leve à cura definitiva do processo, é comum haver boa resposta a distintos tratamentos quando realizados pela primeira vez, tornando-se posteriormente resistentes a eles; às vezes ocorrem melhorias, embora não se saiba por que motivo; os tratamentos utilizados há muito tempo, consistem de luz ultravioleta, alcatrão e antralínico; os mais recentes empregam o uso de glicorticóides e citostáticos. Os resultados são períodos de ausência da doença, mas não sua cura; a evolução se faz por surtos, habitualmente durante toda a vida.

A doença tem fases de remissão, às vezes têm comprometimento articular e há uma maior velocidade do ciclo mitótico; o tempo de renovação das células é encurtado de 23 para 3 ou 4 dias, então o volume de pele passa a ser até 23 vezes maior do que o normal, manifestando o acúmulo de escamas.

Medicamentos locais para psoríase:

➢ Alcatrão: o alcatrão é uma mistura de substâncias produzida do carvão. Ele é efetivo na psoríase mas o seu modo de ação é desconhecido; enquanto outros remédios podem ser demonstrados antimitóticos, este não foi constantemente demonstrado ser o caso do alcatrão. Tem sido usado há pelo menos um século; tem mau cheiro e suja, mas é extremamente útil e seguro. Uma preparação sobre prescrição útil é solução de alcatrão de carvão (5%, 10% ou 20%) em pomada emulsificante, usado como sabão. O alcatrão é particularmente útil quando usado em combinação com luz ultravioleta (fotossensibilizador), ácido salicílico ou esteroides tópicos. O alcatrão é um carcinogênico em animais de laboratório e também em trabalhadores continuamente expostos, mas não existe nenhuma boa evidência a sugerir que o seja, quando usado para tratar psoríase. Deve ser evitado nas flexuras, na genitália e em psoríase complicada, instável ou eritrodérmica, pois ocasionalmente irrita a pele e causa foliculite. A combinação com um esteroide tópico pode evitar isto e melhorar a terapia.

➢ Luz ultravioleta

➢ Ácido salicílico: ceratolítico e por essa razão ajuda a remoção das escamas psoriásicas e melhora a penetração dos medicamentos com ele combinados. Pomada de alcatrão de carvão e ácido salicílico são adequados para psoríase crônica em placas.

➢ Ditranol (Anthralin, Cignolin): o ditranol é um derivado da crisarobina (araroba amarela) que é derivada da casca da árvore araroba, nativa da América do Sul e sudeste da Ásia.

A crisarobina era antigamente conhecida como pó de Goa, porque inicialmente era exportada do Brasil para a colônia portuguesa de Goa na Índia. Originalmente era usada no tratamento de tinea, mas foi constatada efetiva na psoríase quando casos de psoríase erradamente tomados por tinea forma tratados com crisarobina. Desde o início do século ela tem sido usada para tratar psoríase, e constitui a Terapia-padrão para pacientes internados. O ditranol é apresentado em pasta de Lassar (2% de ácido salicílico, 25% de amilo e 25% de óxido de zinco em parafina mole) e aplicado diariamente, começando com 0,1% e gradualmente aumentando até 0,25% e 0,5%; ocasionalmente concentrações mais altas são prescritas pelo dermatologista. Ele tem que ser usado com cuidado, por quê:

➢ Pode causar eritema e queimadura da pele normal e assim deve ser aplicado apenas nas lesões.

➢ Mancha a roupa de corpo e de cama, bem como o esmalte de banheira.

➢ Mancha a pele do paciente temporariamente, mas isto desaparece dentro de dez dias da suspensão da terapia.

Pitiríase rubra pilar

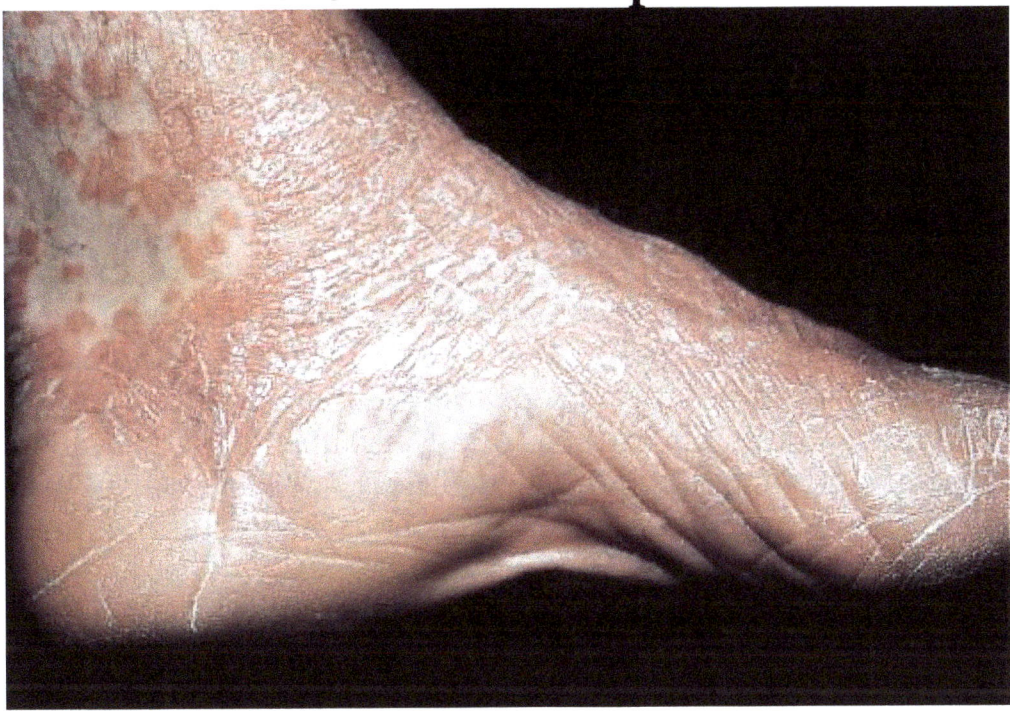

Uma coleção de raras doenças eritemato-escamosas caracterizadas por lesões que exibem escamação proeminente (pitiríase), vermelhidão perifolicular (rubra) e tamponamento folicular (pilar), que podem tornar-se eritrodérmicas e usualmente associam-se com hiperceratose palmo plantar. É quadro raro, crônico, que apresenta duas formas clínicas; uma na infância por anomalia congênita da queratinização e outra no adulto, de curso crônico, severo e etiologia desconhecida. As lesões iniciais são pápulas foliculares avermelhadas que coalescem para formar placas eritêmato-escamosas, lembrando lesões de psoríase. A erupção inicia-se geralmente pelo couro cabeludo e estende-se para a face, nuca, tronco e extremidades, podendo se generalizar. Pode ocorrer queratose palmo-plantar, com eritema e fissuras. A causa da pitiríase rubra pilar é desconhecida. Pode ocorrer em qualquer raça e homens e mulheres são igualmente afetados. Tem incidência máxima na primeira e quinta décadas, dando origem aos tipos juvenil e adulto. Estes foram classificados por Griffithis em cinco subgrupos. Apesar da causa desconhecida o interesse centraliza-se no metabolismo da vitamina A. Embora nenhum defeito específico tenha sido encontrado, o quadro responde aos retinóides. Histologicamente há um característico tamponamento folicular cônico hiperceratótico. O colarinho epidérmico adjacente mostra paraceratose às vezes associada com acantose branda. Um infiltrado brando de células inflamatórias crônicas está presente na derme superficial.

É patognomônica a presença de pápulas foliculares com espículos córneos, localizadas nas superfícies dorsais da primeira e segunda falanges dos dedos. O tipo I, forma adulta clássica, é afecção aguda extremamente pruriginosa de evolução rápida que muitas vezes começa com uma mancha escamativa vermelha nas costas, seguindo-se uma severa escamação pulverulenta da cabeça e vermelhidão da face. A metade dos pacientes são deste tipo. As unhas são afetadas por cristas longitudinais, hiperceratoses subungueais e hemorragias em estilhas.

O tipo II, tipo adulto atípico, é mais persistente (durante até 20 anos) e mais ictiosiforme, especialmente nas pernas. As escamas são grosseiras e lameladas e são sugestivas de que a doença pode ser uma variante de ictiose. O cabelo é escasso e está presente hiperceratose palmar e plantar. O decurso é crônico com exacerbações e remissões. Não há comprometimento sistêmico. Os melhores resultados são obtidos com os medicamentos conhecidos como retinóides (etretinato ou, se disponível, acitretina), por via oral, que exigem acompanhamento médico, pois podem causar efeitos colaterais. Embora o metotrexato e a azatioprina possam constituir alternativas úteis.

A variedade circunscrita juvenil é essencialmente assintomática, mas a vitamina A tópica pode ser benéfica. As medicações de uso local apenas auxiliam o tratamento. Casos graves e resistentes podem necessitar de medicamentos utilizados em quimioterapia.

Erupções eritêmato-purpúricas - Eritema multiforme

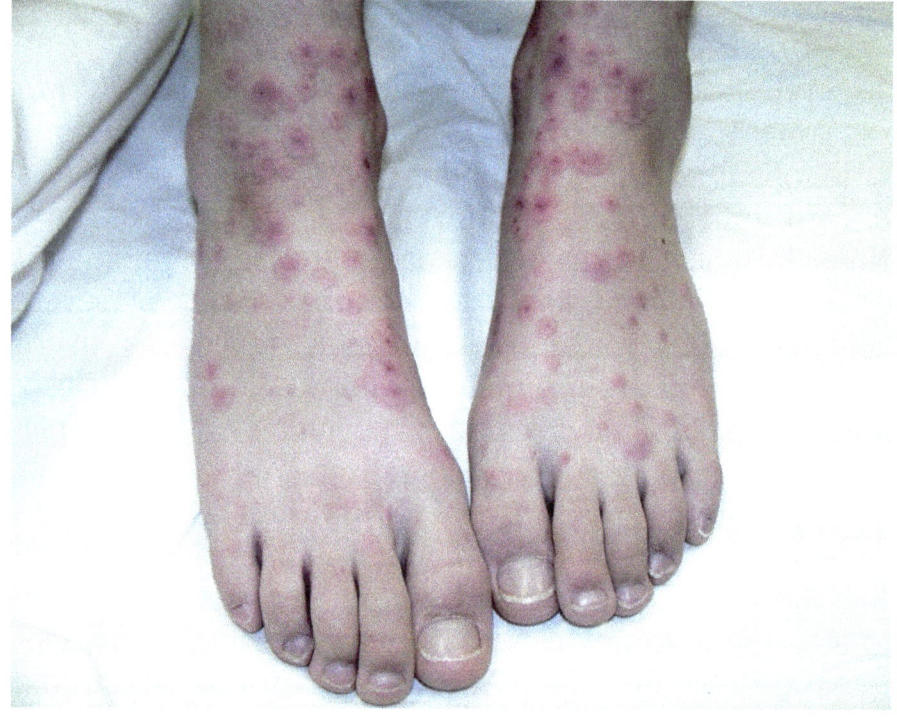

O eritema multiforme ou polimorfo é síndrome de vásculo-dermite por hipersensibilidade. Início brusco, desenvolvendo-se em um ou dois dias lesões eritêmato-papulosas, urticarianas, vésico-bolhosas ou purpúricas isoladas ou confluentes. O diagnóstico diferencial do EM é feito com o herpes simples, a estomatite ulcerativa recidivante, a pitiríase rósea, a Síndrome de Stevens-Johnson (há controvérsias), a urticária simples, o pênfigo vulgar, a sífilis secundária, a dermatite herpetiforme, o líquen plano e com as manifestações clínicas da leucemia. É geralmente de evolução benigna, mas apresenta algumas formas mais severas. O eritema multiforme ou polimorfo é um processo inflamatório agudo que apresenta lesões cutaneomucosas características, aparecimento de máculas eritematosas que evoluem para vesículas, bolhas e úlceras (multiforme) autolimitadas. Quase sempre, as lesões se distribuem de maneira simétrica, principalmente nas mãos, braços, pernas, pés, face e pescoço, possuindo tamanho variável e aspecto de anéis concêntricos. Tais alterações podem ocorrer em qualquer região da pele, mucosa bucal, conjuntiva e mucosa genital. Representa uma enfermidade de interesse para a Odontologia, uma vez que, por vezes, a boca pode ser a única área afetada.

A denominação eritema multiforme (EM) é mais utilizada para designar um complexo sintomatológico, que forma um grupo de síndromes muco cutâneas, do que uma doença específica. Tal nomenclatura foi utilizada por Kaposi ao fim do século XIX. As causas são várias: drogas de qualquer tipo, particularmente analgésicos, barbitúricos e sulfas, infecções bacterianas, viróticas, micóticas ou protozoários, como amidalites, traqueobronquites, sinusites, pneumonias, meningites, febre tifoide, tuberculose, febre reumática, histoplasmose, malária, mononucleose e herpes simples. Aproximadamente 90% dos casos de eritema multiforme estão associados ao herpes simples ou a infecções por micoplasma. O distúrbio ocorre, principalmente, em crianças e adultos jovens. O EM pode atingir indivíduos de qualquer idade, porém é mais comum em adultos jovens do sexo masculino, não havendo predisposição de ordem racial. As lesões têm grande incidência na infância, além da fase adulta. Tal condição ocorre raramente em pessoas com idade inferior a três anos ou superior a 50. A incidência do EM é desconhecida, entretanto, a ocorrência dessa condição patológica está em torno de 0,8 a 6 casos por milhão de habitantes. Essa enfermidade, geralmente, apresenta sintomas sistêmicos. Os pacientes costumam apresentar febre, dores articulares e mal estar geral. As lesões mucosas são bastante comuns, incluindo as da boca. A língua, o palato, a mucosa jugal e a gengiva são envolvidas de maneira difusa. Em certos casos, as lesões bucais podem preceder as cutâneas. Nos lábios, nota-se frequentemente a formação de crostas. As lesões são doloridas e podem sofrer infecção secundária, complicando o quadro clínico.

A instauração de um tratamento dependerá do critério do dermatologista, estando indicada a utilização de corticoide por via tópica ou oral. Os antibióticos associados aos corticoides são geralmente os medicamentos de eleição. Em lesões muito extensas, utiliza-se tratamento tópico antisséptico. A maior parte dos casos de EM solucionam-se completamente, podendo, ocasionalmente, deixar pigmentações residuais que desaparecem com o tempo. Quando aparecem múltiplas bolhas e estas se relacionam com o desenvolvimento de um herpes simples recorrente, pode estar indicada a administração do Aciclovir oral no intuito de prevenir o desenvolvimento do EM. Na região da mucosa bucal, onde as lesões são muito dolorosas, é indicado o uso de soluções fracas de peróxido de hidrogênio, antissépticos orais e similares, a fim de diminuir o desconforto local e auxiliar a cicatrização.

O EM alérgico responde, com frequência, aos anti-histamínicos (controle do prurido) aplicados localmente sob a forma de bochechos ou suspensões, bem como, administrados por via oral. Se o paciente estiver desidratado, como resultado da inapetência, em virtude da dor oral, reidratação intravenosa poderá ser necessária, além de anestésicos tópicos, para melhoria das condições gerais dele. Deve-se ter cautela na administração de analgésicos, pois estes podem ser agentes causais do EM. Os corticosteroides devem ser evitados no tratamento das formas mais graves, como na necrólise epidérmica tóxica, pois as lesões desta são semelhantes às dos pacientes que sofrem queimaduras. Além disso, o ácido nicotínico, as vitaminas do complexo B e a vitamina C são aconselháveis para auxiliar na recuperação do paciente, assim como o uso da gamaglobulina. Na maioria dos casos, o EM menor regride espontaneamente em aproximadamente três semanas. Já o EM maior pode requerer até seis semanas para se resolver. Por se tratar de uma doença autolimitada, cujas lesões curam-se espontaneamente, o prognóstico do EM é bom, entretanto, pode recidivar (taxa de recorrência próxima a 40%). Tal recidiva é mais comum de ocorrer nos casos de EM menor. As cicatrizes têm ocorrência rara e, quando aparecem, estão relacionadas à síndrome de Stevens-Johnson, a qual afeta mais a mucosa bucal. Casos de hipopigmentação ou hiperpigmentação também podem aparecer. Geralmente o EM não apresenta risco de vida, a não ser em suas formas mais graves, ou seja, a necrólise epidérmica tóxica e a síndrome de Stevens-Johnson, por essas apresentarem um curso fulminante, complicadas por infecção secundária. Nos pacientes com necrólise epidérmica tóxica a taxa de morbidade e mortalidade é de aproximadamente 34%. Já a taxa para aqueles com a síndrome de Stevens-Johnson é de 5 a 15%.

Nota: A Síndrome de Stevens-Johnson é uma condição rara. Há comprometimento amplamente disseminado da pele (embora ocasionalmente ela seja poupada) e membranas mucosas, com vesiculação e ulceração. O paciente passa mal e está febril, e a ulceração na boca pode tornar impossível comer. O comprometimento conjuntival pode levar à cicatrização corneana e cegueira, e o comprometimento genital e uretral pode ser seguido por retenção urinária. É uma doença multissistêmica que pode afetar as articulações, pulmões, trato gastrintestinal e rins. Há uma mortalidade apreciável. Quando causada por sulfa, o quadro usualmente começa uma semana ou duas após a ingestão da droga.

Síndrome de Reiter

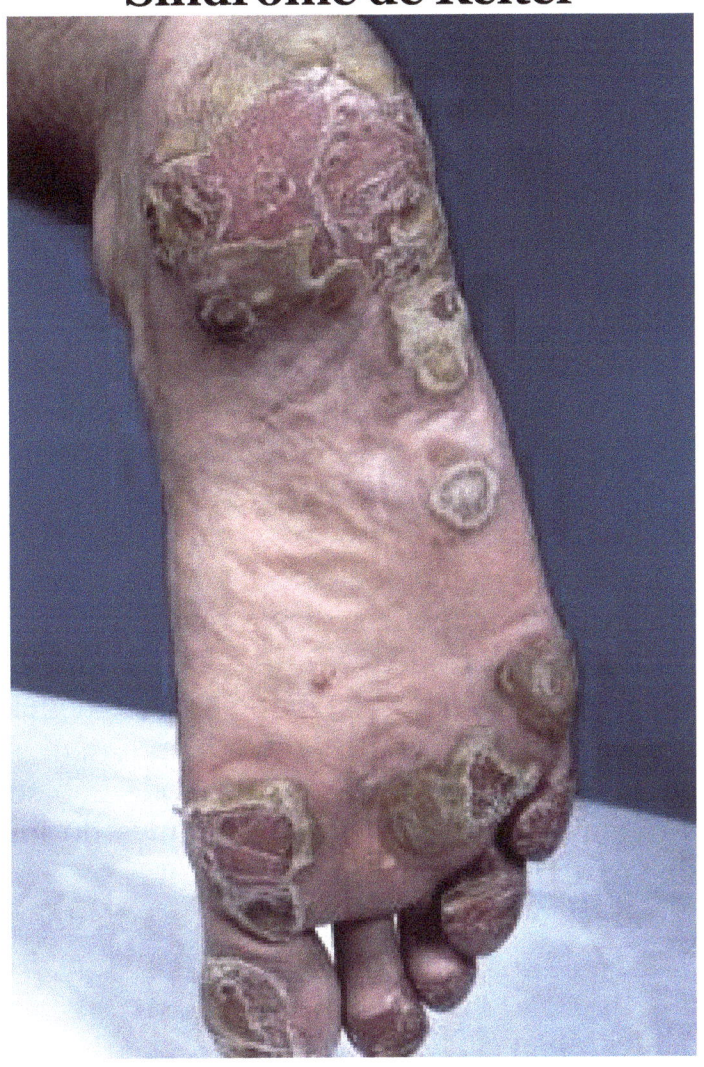

Consideram-se duas variantes da síndrome de Reiter, uma forma entérica na qual as alterações clínicas são precedidas de processo disentérico e uma forma venérea precedida por uretrite não gonocócica na qual têm-se verificado agentes do grupo Bedsonia e Mycoplasma. A doença aparece em pessoas que são predispostas geneticamente. Entre 60 e 90% das pessoas com síndrome de Reiter apresentam o HLA B27 positivo que é um antígeno de histocompatibilidade humano presente nos cromossomas, que contêm o nosso material genético. A artrite é o elemento clínico dominante na síndrome atingindo membros inferiores (joelhos, tornozelos e articulações sacro-ilíacas). Pode, também, aparecer nas grandes articulações dos membros superiores como cotovelos, ombros e punhos. As artrites são na maioria das vezes monoarticular ou oligoarticular (até quatro articulações) e assimétricas, ou seja, que não acomete os dois lados do corpo ao mesmo tempo. É comum a ocorrência de entesite, que é a inflamação da inserção dos tendões nos ossos, principalmente no tendão de Aquiles e fáscia plantar (calcanhar). Essas manifestações articulares estão associadas a uma das seguintes manifestações:

> Uretrite: corrimento no canal da urina ou;
> Cervicite: inflamação no colo do útero na mulher;
> Diarreia aguda;
> Doença inflamatória dos olhos: conjuntivite ou uveíte;
> Acometimento da pele e mucosas: balanite circinada (lesões em volta da glande do pênis no homem e da vulva na mulher) e ceratodermia (lesões descamativas na palma das mãos e planta dos pés);
> Com menor frequência, a doença pode acometer o rim (nefropatia) ou o coração (distúrbios de condução do ritmo cardíaco, insuficiência da válvula aórtica com sopro cardíaco);
> Entre 20 e 30% das pessoas acometidas podem desenvolver dor lombar baixa que piora após o repouso prolongado e acompanhada de rigidez pela manhã por acometimento da articulação sacro-ilíaca, ocasionalmente ascendendo para a coluna vertebral.

A Síndrome de Reiter é uma doença autolimitada, com bom prognóstico, porém na maioria das vezes é reincidente podendo, às vezes, tornar-se crônica. A duração dos sintomas variam de poucos dias a várias semanas, com incapacidade importante do paciente nesse período. A combinação de sintomas nas articulações, pele e mucosas, órgãos genitais, olhos etc. pode levar o médico a suspeitar de que se trata da Síndrome de Reiter. Entretanto, como nem sempre todos esses sintomas aparecem ao mesmo tempo, a doença pode não ser diagnosticada por vários meses. São reconhecidos dois locais diferentes do início da infecção que agiriam como gatilho para o aparecimento da doença:

> Infecção intestinal por: Shigella flexneri, Salmonella typhimurium, Salmonella enteritidis, Campylobacter jejuni e Yersinia enterocolítica. De 1 a 3% das pessoas com este tipo de infecção intestinal irão desenvolver a doença cerca de 15 a 30 dias após a infecção inicial.
> Infecção urogenital por Chlamydia trachomatis, e menos comum por Mycoplasma. Ocorre em 1 a 2% das pessoas portadoras de uretrite não-gonocócica e as manifestações da doença vão aparecer 15 a 30 dias após a infecção inicial.

Várias lesões cutâneas podem existir, sendo característico o chamado queratoderma que se expressa por lesões, de início, vésico-pustulosas que evoluem para lesões queratósicas, descamativas e crostosas de localização predominantemente plantar. Outras regiões podem ser atingidas, especialmente regiões palmares e couro cabeludo com aspecto, por vezes, psoriasiforme. Como consequência das lesões pustulosas de extremidades podem surgir onicólise e onicodistrofias. O estado geral pode estar acometido com febre, mal-estar, anorexia e perda de sono. O tratamento varia de acordo a severidade das manifestações: anti-inflamatórios não hormonais (AINH), corticosteroides, antibióticos e fisioterapia. O paciente pode usar uma compressa gelada para alívio da dor e do inchaço das articulações inflamadas. O repouso da articulação com órtese (aparelho que coloca a articulação afetada na posição correta para promover a cura sem deformidades) de uso noturno na fase aguda da doença tem se mostrado efetiva como auxiliar ao tratamento. A imobilização não deve ser prolongada e quando existe fraqueza muscular acentuada deve ser considerada a realização de exercícios para todo o corpo objetivando a recuperação de todo sistema ósteo muscular e articulações. Apesar de ser uma doença autolimitada, isto é, durar um período e melhorar muitas vezes mesmo sem tratamento, ela é reincidente, isto é, os sintomas retornam e quanto mais inflamações ocorrer numa articulação, maior será a probabilidade de lesões destrutivas e deformidades das juntas acometidas, podendo levar à incapacidade funcional do paciente. Por ser uma doença que pode aparecer em decorrência de uma infecção urogenital e que pode ser transmitida através do contato sexual, a prevenção pode ser feita com o uso de preservativos, além do tratamento precoce e efetivo das infecções intestinais e urogenitais.

Não existe um único exame que indique tratar-se da doença e diversos exames podem ser pedidos:

➢ Exame ginecológico específico;

➢ Exame urológico específico;

➢ Exames laboratoriais de sangue, urina e fezes (não são específicos da doença, no entanto podem revelar sinais de doença inflamatória crónica);

➢ Exame radiológico (Rx): no início da doença, o exame é normal, mas, na forma crónica pode indicar reação periostal (reação da camada superficial que envolve o osso), erosões ósseas no calcanhar, mais especificamente na inserção do tendão de Aquiles e na fáscia plantar (camada fibrosa resistente localizada na planta dos pés, logo abaixo da pele, que se insere no osso do calcanhar), inflamação da articulação sacro-ilíaca (sacroileíte) e ossificação dos ligamentos da coluna vertebral (sindesmófitos).

Eritema Nodoso

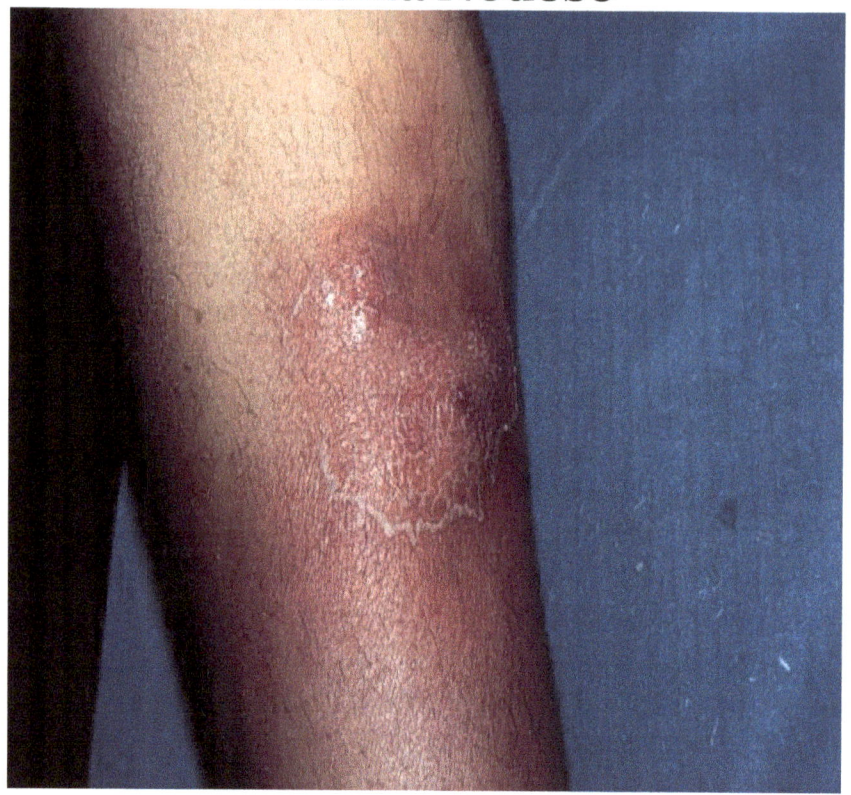

O Eritema Nodoso representa um processo inflamatório que ocorre nos septos entre os lóbulos de gordura subcutânea. Clinicamente, pode ser caracterizado pelo aparecimento de nódulos inflamatórios distribuídos simetricamente nos membros inferiores. É considerado como sendo uma resposta imunológica e uma variedade de antígenos tem sido implicada. Pode servir como marcador de doenças sistêmicas, como tuberculose, sarcoidose, doença inflamatória intestinal e linfoma. A diagnose diferencial mais importante é com o eritema indurado, forma de tuberculose cutânea que se caracteriza por nódulos formando placas, de evolução crônica, indolores, frios e que podem se ulcerar. Os casos iniciais de eritema indurado podem se assemelhar ao EN. O eritema indurado afeta geralmente a face posterior das pernas de mulheres jovens e percorre lentamente seu curso, com tendência à ulceração. Na histopatologia, apresenta vasculite e zonas de necrose nos lóbulos de gordura, o que está ausente no EN. As lesões de vasculite nodular são menores, de consistência mais firmes e mais persistentes, involuindo lentamente, deixando uma depressão na superfície da pele. Ocorrem mais frequentemente na face lateral das pernas e panturrilhas, geralmente assimétricas. Histologicamente há envolvimento marcante dos vasos, com oclusão vascular, necrose, formação de granulomas e fibrose que substitui os lóbulos de gordura. As gomas sifilíticas, bem como os nódulos da esporotricose, são unilaterais na maioria das vezes.

O eritema nodoso hansênico ocorre em outras localizações, como membros superiores, face e tronco, e difere do eritema nodoso clássico, clínica e histopatologicamente. Placas de tromboflebite ocorrem na face lateral das pernas, são de consistência firme, irregulares e fibróticas. Nódulos da doença de Behçet são pequenos e associados à erosão aftosa nas mucosas orofaringe e genital ou a outros sintomas da doença. Reações a picadas de insetos podem simular eritema nodoso, porém são de distribuição irregular. O granuloma tricofítico nodular ocorre nas pernas, quase sempre associado à infecção tricofítica dos pés. A doença de Weber-Christian, a necrose gordurosa do tecido subcutâneo associada à pancreatite, e a lipogranulomatose subcutânea também podem ocorrer nas tíbias e devem ser diferenciadas do eritema nodoso. Síndrome de hipersensibilidade a agentes infecciosos, drogas e outras causas, caracterizadas por lesões eritêmato-nodulares simétricas nos membros inferiores e eventualmente em outras áreas. O quadro inicia-se com febre, dores articulares e nas panturrilhas, aparecimento de placas eritematosas e nodulares nas faces anteriores das pernas. A cor é vermelho brilhante e os nódulos são duros e dolorosos. Na evolução, as lesões tornam-se violáceas, com tonalidade amarela esverdeada pela destruição da hemoglobina, como ocorre nos hematomas, o que originou a denominação de dermatite contusiforme. As lesões regridem em duas a três semanas, nunca se ulceram, deixando depressão atrófica ou pigmentação residual. Novos surtos podem surgir. A erupção cutânea é geralmente precedida por período prodrômico, caracterizado por febre, mal-estar, emagrecimento, tosse, distúrbios gastrintestinais. Pode haver também manifestações de doenças associadas. Artralgia ocorre em cerca de metade dos casos e, geralmente, precede a erupção em duas a oito semanas. A articulação mais frequentemente afetada é a do joelho. Os sintomas articulares podem existir por vários meses, mas depois desaparecem completamente. Quando ocorrer dor, febre e artralgia importantes, o uso de salicilatos e outros agentes anti-inflamatórios não-esteroidais são de grande valor. A indometacina é utilizada com sucesso e o uso efetivo com naproxeno também foi utilizado em um caso com dois anos de evolução. Corticoides não são indicados geralmente e devem ser evitados quando não há certeza no diagnóstico da doença associada. Há relato de bons resultados com iodeto de potássio. A indução de hipotireoidismo por terapia com iodeto prolongada (efeito Wolf Chaikoff) deve ser observada. Todas as terapias devem ser associadas a repouso no leito.

Vários tipos de púrpura

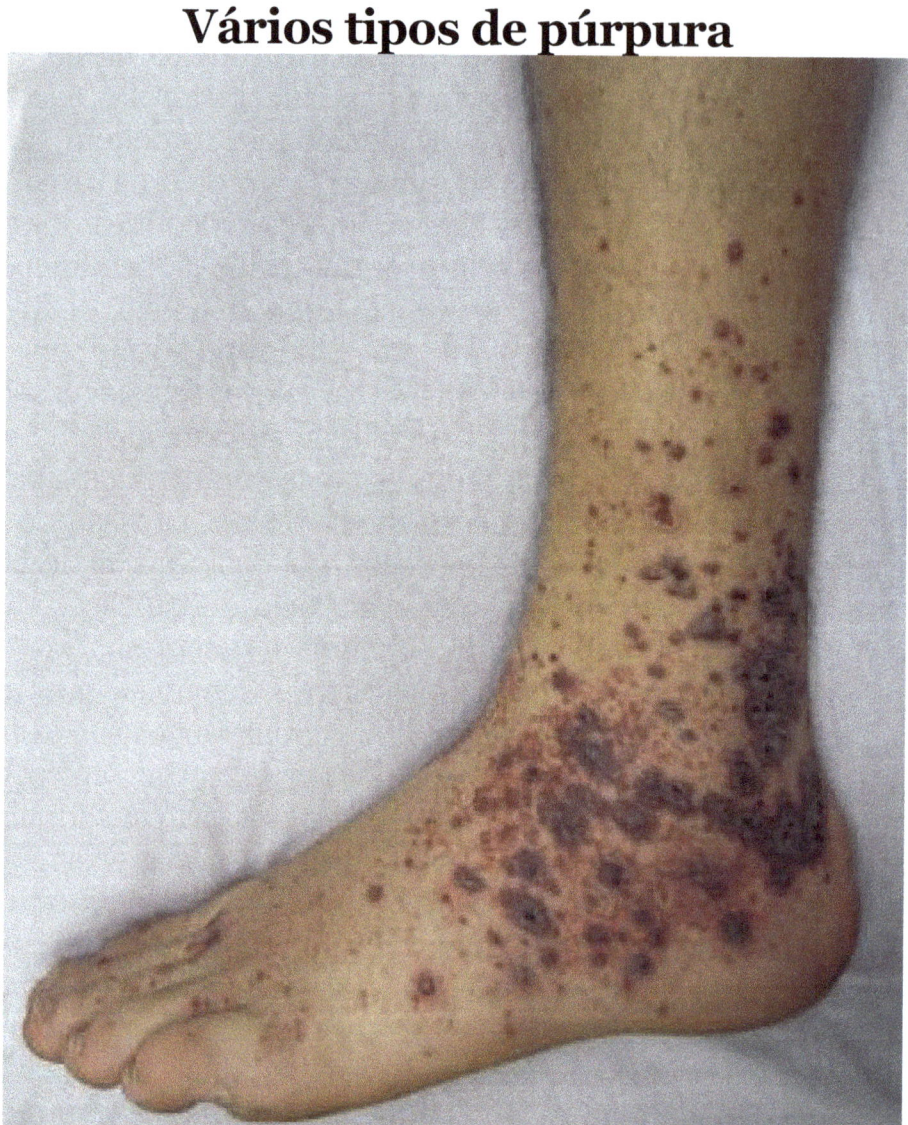

As púrpuras caracterizam-se por lesões cutâneas hemorrágicas, maculares, que não desaparecem à digito pressão, sendo decorrentes do extravasamento de hemácias para a pele e mucosas.

Clinicamente, as lesões purpúricas podem ser divididas em três tipos:

➤ Petéquias: manchas hemorrágicas superficiais, puntiformes, com até 1 cm de diâmetro.

➤ Equimoses: áreas hemorrágicas de contornos irregulares com até 4 cm de diâmetro, cujo extravasamento sanguíneo é mais profundo e extenso. As formas lineares são conhecidas como víbices.

➤ Hematomas: coleção sanguínea por extravasamento em um espaço tecidual, com formação de área flutuante à palpação. Mede, em geral, mais de 4 cm de diâmetro.

A coloração da lesão purpúrica varia do tom vermelho a acastanhado ou amarelo-esverdeado, pela formação de hemossiderina no decorrer do tempo.

Púrpuras pigmentares crônicas

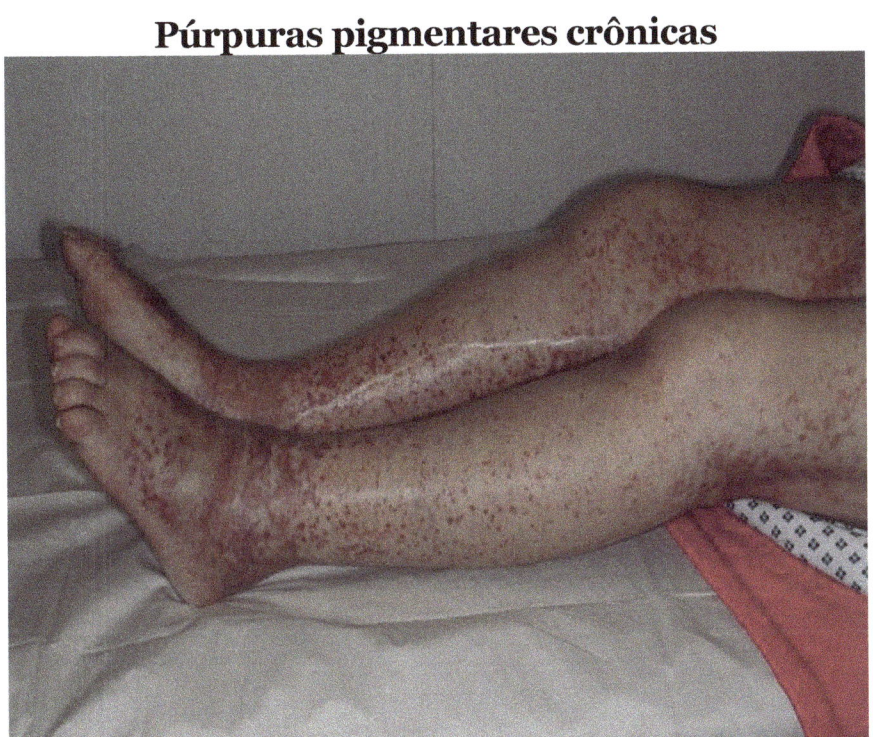

Grupo heterogêneo de púrpuras crônicas, de etiologia não estabelecida, de aspecto variado e geralmente assintomáticas. Em geral se localizam nos membros inferiores, não sofrem ulceração nem esclerose. Estudos sugerem que elas apresentam, em sua patogenia, um imunofenótipo comum. A histopatologia neste grupo é, em geral, similar entre si, com comprometimento das paredes dos capilares, extravasamento de hemácias, depósito de hemossiderina e infiltrado linfocítico perivascular, principalmente à custa de CD4+. Incluem-se, nestes termos, entidades semelhantes que recebem várias denominações: moléstia de Shamberg, púrpura de Majocchi e dermatite purpúrica de Gougerot e Blum. As lesões localizam-se nas pernas e tornozelos e são petéquias isoladas ou agrupadas, às vezes ligeiramente papulosas, cor vermelho-brilhante e manchas acastanhadas residuais. A confluência das lesões forma placas com contornos irregulares, anulares, arqueados ou circinados. O curso é crônico, com aparecimento intermitente de novos elementos. Não há prurido. É um processo crônico inflamatório da parede vascular de causa desconhecida.

Púrpuras eczematóides

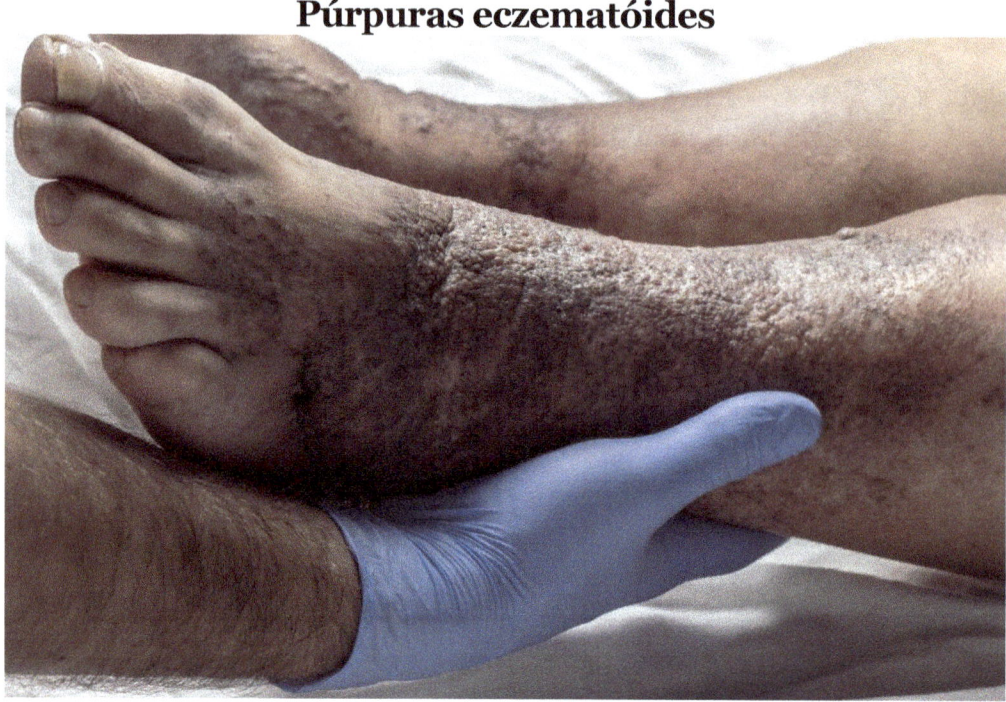

Caracterizam-se por petéquias, descamação discreta e lesões acastanhadas residuais. Inicia-se nos tornozelos ou terço inferior das pernas, progredindo para as coxas e, eventualmente, atingem o tronco. Há prurido e, às vezes, discreta liquenificação. O quadro é devido à capilarite de causa desconhecida. A evolução é crônica, perdurando por meses. As lesões são extremamente pruriginosas e ocasionalmente liquenificadas. Situação quase idêntica ocorre com sensibilidade ao cabromal, e ocasionalmente outras drogas, como meprobamato, carbamazepina e talvez certos alimentos. Esta desordem é diferenciada da doença de Schamberg por prurido extremo, embora o limite entre as duas é pouco definido e talvez desnecessário.

Púrpuras por causas mecânicas

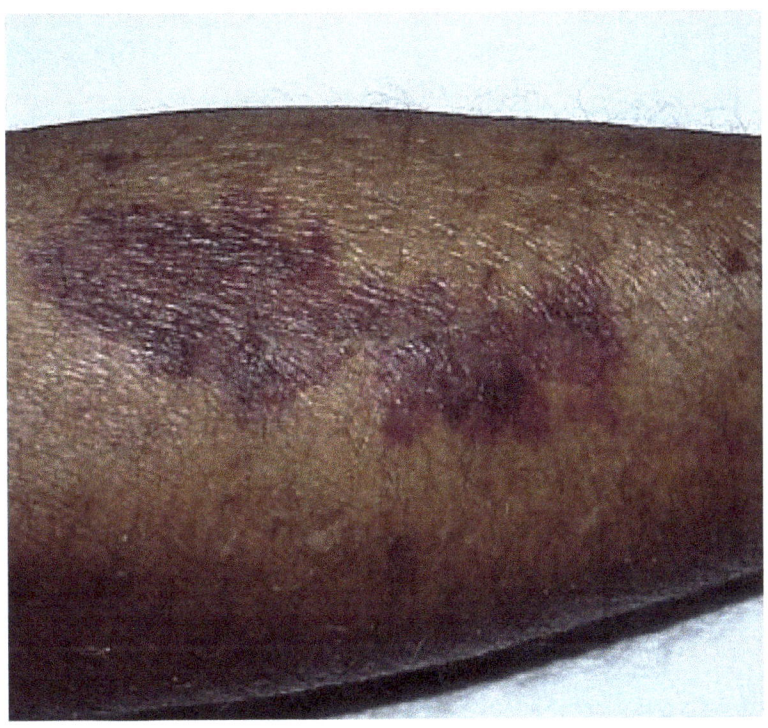

Ocorrem por aumento da pressão intravascular, como nos casos de compressão por roupas muito apertadas, por esforço (tosse ou vômito intensos) e por posição ortostática em tempo demasiado. Nos pacientes idosos que permanecem de pé por muito tempo ou, ainda, nas condições que causam estase venosa, como, varizes, obesidade, atrofias musculares, artrites etc., ocorre a púrpura hipostática que caracteriza-se por petéquias e equimoses que surgem nas pernas e tornozelos, são confluentes, deixando áreas de pigmentação acastanhada hemossiderótica, conhecida como dermatite ocre. O quadro é devido ao aumento de pressão hidrostática intracapilar e fraqueza do suporte conjuntivo pericapilar. Deve-se corrigir a causa, quando possível, impedindo, desta forma, sua progressão. São úteis elevação dos membros inferiores, uso de meias elásticas e repouso. A pele pode ser tratada com cremes à base de alfa-hidroxiácidos (que vão diminuir a camada córnea e a adesividade entre as células, permitindo a penetração de outras substâncias), despigmentantes (hidroquinona, ácido kójico etc.), venotrópicos (benzopirona etc.), quelantes de ferro (desferroxamina), vitamina K1 e K3 e hidratantes, associados a anti-inflamatórios tópicos.

Púrpuras plaquetárias

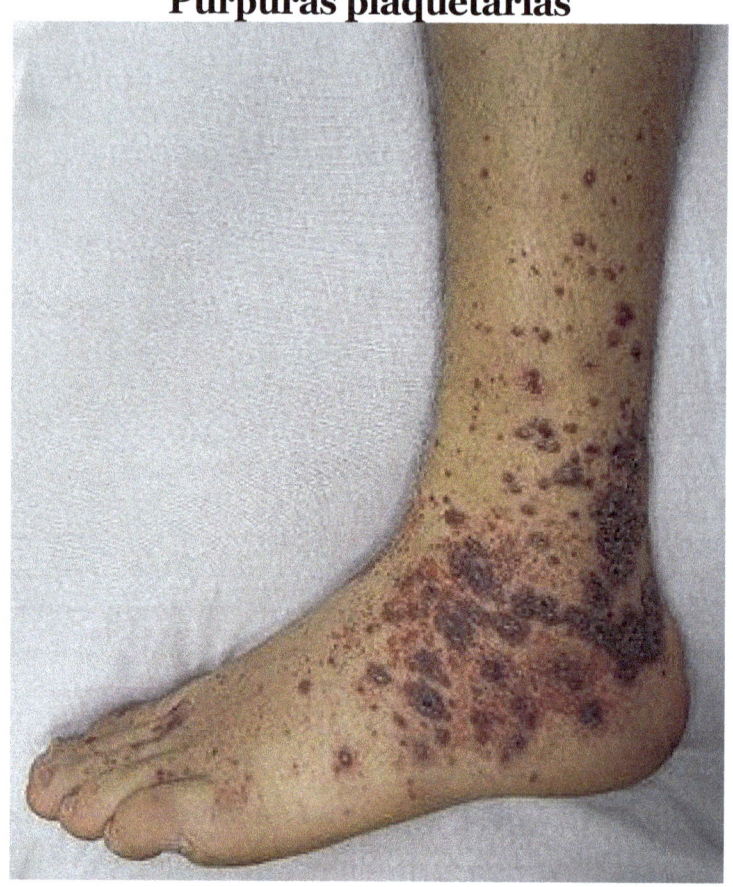

Dividem-se em trombocitopáticas e trombocitopênicas:

➤ Púrpuras trombocitopáticas: as púrpuras trombocitopáticas são doenças plaquetárias por uma anomalia qualitativa das plaquetas no seu mecanismo de adesão e/ou agregação. O número das plaquetas é normal. Ocorrem por alterações constitucionais e hereditárias ou adquiridas, como exemplo na uremia ou por uso de drogas como o ácido acetilsalicílico. O estudo da agregação plaquetária é indicado para a investigação do caso e o tratamento consiste na reposição de plaquetas nos casos de sangramentos importantes.

➤ Púrpuras trombocitopênicas: o número de plaquetas é fator crucial na manutenção da hemostasia. A diminuição das mesmas para valores inferiores a 150.000/mm3 é denominada trombocitopenia e pode se associar à ocorrência de púrpuras ou hemorragias. Em geral, aas alterações são sintomáticas nos casos em que as plaquetas estão abaixo de 50.000/mm3. Esta diminuição das plaquetas pode ocorrer por falha na produção ou aumento da destruição delas. A trombocitopenia pode acarretar danos imunológicos de vários tipos, porém são mais comuns a formação de complexo antígeno-anticorpo, com afinidade por plaquetas.

Existem algumas doenças específicas em que o aparecimento de púrpuras constitui a manifestação mais característica e, por isso, englobam a sua designação, como por exemplo, a púrpura reumatoide. Por vezes, as púrpuras apenas constituem mais uma manifestação de uma doença sistêmica, como acontece em caso de carência de vitamina C, de diversas doenças autoimunes, de vários tipos de septicemia, de algumas doenças da medula óssea e em caso de insuficiência renal.

Distúrbios atróficos e escleróticos
Atrofia branca

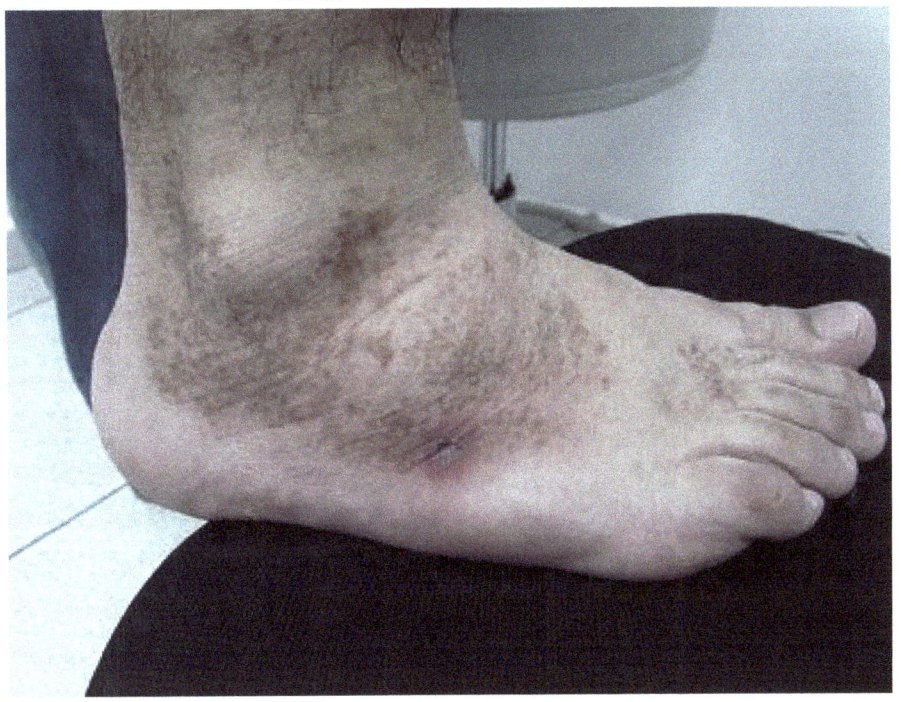

A atrofia branca de Millan é afecção rara, observada na porção inferior das pernas, tornozelos e no dorso dos pés, caracterizado por placas atróficas, maceradas, às vezes, com telangiectasias e hiperpigmentação. Ulcerações podem preceder ou suceder as placas atróficas. A atrofia branca foi descrita como sendo uma entidade anátomo-clínica independente e relatada pela primeira vez na literatura científica por Millan em 1929. A atrofia branca ocorre mais nas mulheres do que nos homens, na faixa etária de 30 a 40 anos, e pode atingir os membros superiores e inferiores. Existem poucos trabalhos publicados na literatura, o que acreditamos ser devido à sua baixa frequência, e à falta de conhecimento do seu quadro clínico pelos médicos das diversas especialidades. É necessário que se faça um diagnóstico diferencial, antes de concluir que o paciente tem a atrofia branca. Portanto, devemos excluir as seguintes doenças que podem provocar lesões periféricas semelhantes a esta: a vasculite leucocitária necrotizante, a dermatite de estase venosa, doenças arteriais obstrutivas, hipertensão arterial e doenças do colágeno. É referido como relevante no achado anatomopatológico a presença de depósito de fibrina no interior do vaso sanguíneo da derme superficial, decréscimo da vascularização e hiperplasia do endotélio com hialinização da sua parede vascular, sem processo inflamatório.

Ocorre mais no sexo feminino e é frequente sua associação com estase venosa, sugerindo que um aumento da pressão venosa toma parte predominante na sua etiologia. O quadro é devido a uma vasculite e deve ser distinguido das cicatrizes atróficas das úlceras de estase. Os tratamentos baseados nas possíveis etiologias utilizam drogas anticoagulantes, fibrinolíticos e anti-agregantes plaquetários. As alternativas terapêuticas seriam com dipiridamol, danazol em baixas doses, nifedipina, minidoses de heparina e PUVA, além de outras.

Acrodermatite crônica atrofiante

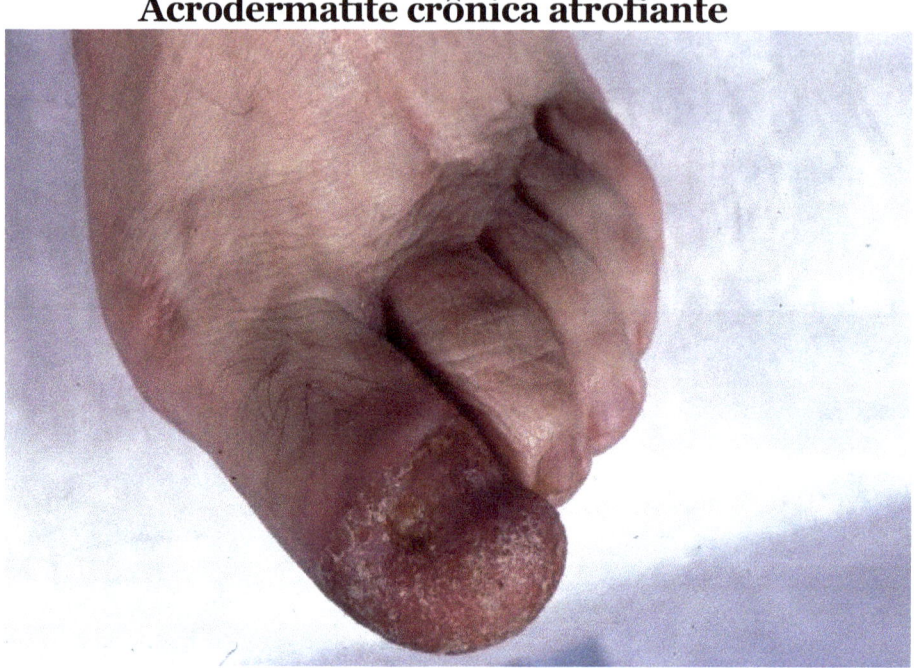

Afecção rara, localizada nas extremidades, atingindo, inicialmente, dorso das mãos e pés e, posteriormente, antebraços e pernas. Há eritema, com discreto edema e descamação e subsequente atrofia e enrugamento da pele. Devido à diminuição do subcutâneo, as veias tornam-se bastante visíveis. Às vezes, podem ser observados nódulos fibrosos e faixas de esclerose. O quadro histopatológico é característico e a etiologia parece ser infecciosa. Acrodermatite crônica atrofiante é condição dermatológica com curso cronicamente progressivo levando finalmente a atrofia generalizada da pele. Envolvimento do sistema nervoso periférico é frequentemente observado, predominantemente polineuropatia sensorial. Segue distribuição geográfica peculiar formando grupos de alta prevalência em certas regiões. A acrodermatite crônica atrofiante é manifestação clínica da borreliose, doença infecciosa transmitida por carrapato. As manifestações clínicas da borreliose são múltiplas. Frequentemente afeta a pele, sistema nervoso, articulações e coração. Pseudolinfomas cutâneos, eritema crônico migratório de Afzelius, acrodermatite crônica atrofiante de Pick-Herxheimer, menigio-radiculite e artropatias várias são as doenças mais comumente encontradas.

O resultado terapêutico é difícil de avaliar em pacientes com a fase crônica atrófica, em que muitas mudanças são apenas parcialmente reversíveis. Os médicos usam exame histológico para confirmar o diagnóstico da ACA. O tratamento consiste em antibióticos, incluindo a penicilina e doxiciclina até quatro semanas no caso agudo.

Elefantíase

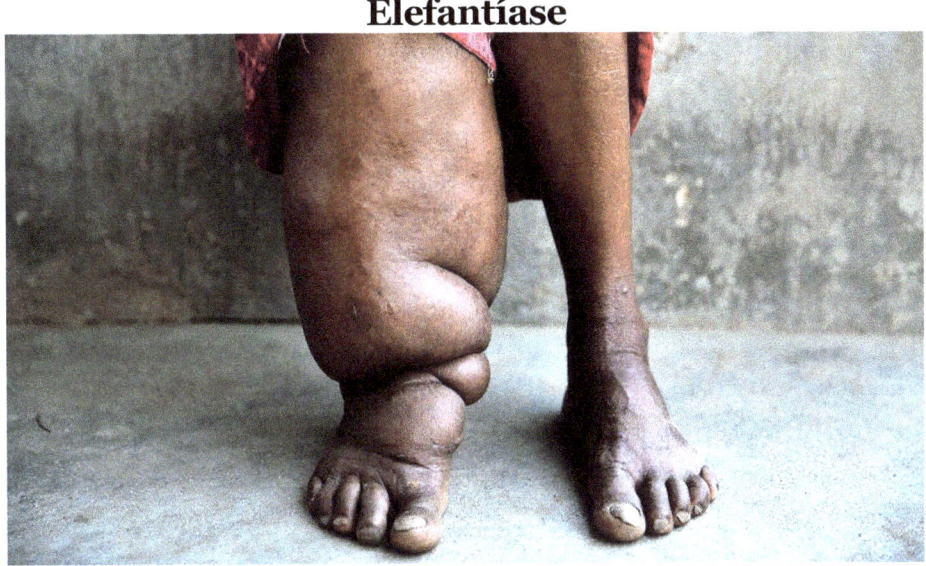

Elefantíase é quadro relativamente frequente, caracterizado por aumento exagerado de volume de determinada região. Há estase linfática inicial que possibilita infecção, geralmente por estreptococos beta-hemolíticos. Ocorre linfangite, celulite ou erisipela que incitam a fibrose e aumentam a estase linfática preexistente. Os surtos sucessivos da infecção condicionam um círculo vicioso que leva à elefantíase. Ocorre mais comumente nos membros inferiores, sendo encontrada também na genitália, face e membros superiores. As pernas e pés são em geral os mais atingidos. Há grande aumento de volume, com consistência dura, a pele espessada, infiltrada e hiperqueratósica. Podem surgir verrucosidades, formando-se saliências e depressões, com aspecto rugoso, é a elefantíase verrucosa. Na fase aguda, os principais sintomas desta doença são: inflamação no sistema linfático, febre, dores de cabeça, mal estar, etc. Meses, ou anos depois (quando a doença já se tornou crônica) podem surgir outros sintomas como: inchaço de membros (mamas no caso das mulheres e testículos no caso dos homens), doenças infecciosas na pele e gordura na urina. Em sua forma mais grave pode ocorrer aumento excessivo do tamanho dos membros (elefantíase).

A elefantíase pode ser desencadeada por várias causas:
- Malformações congênitas
- Episódios repetidos de erisipela
- Tromboses venosas
- Donovanose
- Hanseníase
- Tuberculose
- Filaríase: doença causada pelo nematelminto Wuchereria bancrofti (filariose de Bancroft) ou Brugia malayi (filariose malaia). Causadora da elefantíase, a filariose linfática coloca em risco um bilhão de pessoas em todo o mundo. Mais de

120 milhões sofrem da doença, sendo que mais de 40 milhões se encontram gravemente incapacitados ou apresentam deformações. Dos infectados, um terço vive na Índia, um terço na África e o restante na Ásia, Pacífico Ocidental e Américas.

A filariose é causada por vermes que parasitam os vasos linfáticos do homem. No caso brasileiro, ela é ocasionada por helmintos da espécie Wuchereria bancroft. A infecção ocorre quando mosquitos da espécie Culex quinquefasciatus, que ao picarem o homem transmitem larvas da Wuchereria bancroft. O período de incubação da filariose é de 9 a 12 meses. Os primeiros sintomas costumam ser processos inflamatórios (desencadeados pela morte do verme adulto) localizados nos vasos linfáticos (linfangite), com febre, calafrio, dor de cabeça, náusea, sensibilidade dolorosa e vermelhidão ao longo do vaso linfático – em diferentes regiões independentes de sua localização: escroto, cordão espermático, mama, membros inferiores, etc. São frequentes os casos com ataques repetidos de linfangite, linfadenite (inflamação dos nódulos linfáticos) e lesões genitais. A evolução da filariose é lenta. Seus sinais e sintomas são decorrentes principalmente da dilatação (ectasia) do vaso linfático, muitas vezes complicada por infecções secundárias. De 10% a 15% dos casos de filariose vão apresentar elefantíase, após 10 a 15 anos de infecção. Na elefantíase, há fibrose (endurecimento e espessamento) e hipertrofia (inchaço exagerado) das áreas com edemas linfáticos, provocando deformações. Geralmente, ela se localiza em uma ou ambas as pernas. A droga de escolha para o combate à filariose é a dietilcarbamazina. Em países em que a doença coexiste com a oncocercose, usa-se a ivermectina. Em casos específicos de resistência ao tratamento clínico com medicamentos, há indicação de retirada cirúrgica do verme adulto.

Afecções ulcerosas
Úlcera de perna ou úlcera de estase

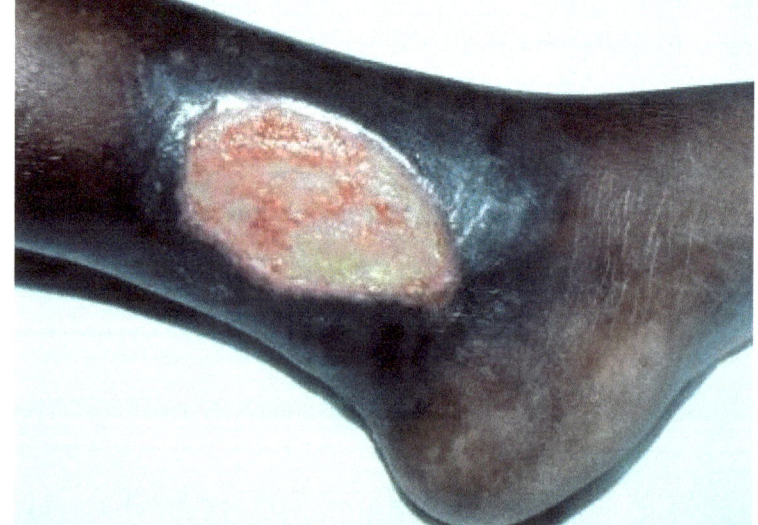

A úlcera de estase, úlcera hipostática ou varicosa é a forma mais comum da úlcera da perna, sendo devida a insuficiência venosa crônica por sequela de trombose venosa profunda, anomalias valvulares venosas constitucionais ou outras causas que interferem com o retorno do sangue venoso. A trombose venosa nos membros inferiores ocorre particularmente em gestantes – trombosis post-partum e ante-partum. É encontrada também em afecções ou injúrias das pernas – fraturas, queimaduras, infecções e tratamento de veias varicosas e no curso de infecções sistêmicas e cirurgias urogenitais ou abdominais. Pode estar associada à chamada atrofia branca. Há dermatoesclerose com cor branco-marfim e hipercrômica em redor. Na diagnose diferencial devem ser excluídas leishmaniose, esporotricose, neoplasias, sífilis e tuberculose – eritema indurado. Deve-se considerar a possibilidade da estase como fator contribuinte no quadro de uma destas infecções. As várias causas da ulceração crônica de perna têm sido um problema de saúde através da História, sendo a terapia de bandagem mencionada já no velho testamento da Bíblia (Isaías 1:6). Em 1916, John Homans publicou o primeiro trabalho para tratamento de úlceras em membros inferiores, classificando-as em: Varicosas, curáveis com cirurgia de varizes, e após flebítica, praticamente não curável com métodos cirúrgicos. Sinais prodrômicos da úlcera de estase hipostática ou varicosa são o edema vespertino nos tornozelos e a dermatite ocre, caracterizada por manchas vermelho-castanhas. Outros quadros que podem preceder, coincidir ou suceder a úlcera são eczema, celulite e infecção estreptocócica – celulite e erisipela. A ulceração surge frequentemente após trauma inicial. A localização habitual é no terço inferior e face interna da perna, região supra maleolar. Geralmente única, progride lentamente, constituindo úlcera de formas e tamanhos variáveis. No início apresenta bordas irregulares, fundo hemorrágico ou purulento, porém, com a evolução, as bordas se tornam calosas e aderentes aos tecidos subjacentes. A associação com eczema e/ou erisipela produz dermato-fibrose da área circunjacente, agravando o quadro. Os surtos de erisipela aumentam a estase e a fibrose, o que predispõe a novos surtos de infecção. Forma-se círculo vicioso que leva à dermatoesclerose e/ou elefantíase da perna. O maior problema das úlceras é a recidiva. Há relatos que 30% das úlceras cicatrizadas recorrem no primeiro ano e esta taxa sobe para 78% após 2 anos quando não tratadas adequadamente. A úlcera em membros inferiores é o estágio final da insuficiência venosa crônica e por acometer indivíduos mais em idade produtiva, seja a pior delas. Isso porque em inúmeros casos, afasta-os do trabalho, agravando situações socioeconômicas já precárias. Além do mais, os custos com o tratamento, nem sempre podem ser enfrentados. No ambulatório dos grandes hospitais, é comum ver pacientes que, por ignorância e total desconhecimento da patologia, perambulam em filas, ansiosos por um tratamento curativo de sua úlcera. Infelizmente, quanto mais permanecem em pé, mais se agrava seu mal. Devido a sua grande prevalência e quando mal conduzidas, as úlceras de estase podem permanecer anos sem cicatrizar e por isso, seu custo social é muito alto. Quando o tratamento é bom, bem conduzido e seguido pelo paciente, a úlcera cicatriza. Entretanto, sem medidas de suporte, como o uso de meia elástica, em muitos casos, ocorre a recidiva precoce.

O mais importante elemento no tratamento das úlceras de estase venosa é melhorar o retorno venoso, elevando o membro e exercendo efeito compressivo, na tentativa de reduzir a estase venosa. Os pacientes devem ser instruídos a elevar o leito em 18 cm acima do nível do coração e repousarem nesta posição por duas a quatro horas durante o dia e à noite. O nível compressivo recomendado gira em torno de 30-40 mmhg para pacientes com úlceras de estase venosa. Existem diversas formas de compressão, desde bandagens, como a bota de Unna e sistemas de multicamadas, até meias elásticas ou produtos de compressão pneumática. A bota de Unna é uma bandagem semirrígida impregnada com óxido de zinco, desenvolvida em 1883, por Paul Gerson Unna, um dermatologista alemão. Deve ser aplicada semanalmente por médico ou enfermeiro com o pé a um ângulo de 90º com o tornozelo. Deve ser trocada semanalmente ou mais frequentemente, caso a úlcera seja muito exsudativa. Caso contrário, pode ficar saturada com o exsudato da ferida e produzir odor extremamente desagradável. Além disso, caso a aplicação não seja feita de forma correta, pressões anormais podem ser exercidas e prejudicar a circulação, levando a necrose da pele, novas ulcerações e até mesmo gangrena. As meias elásticas têm vantagem de não requererem tratamento específico para utilização, embora possam ser difíceis de colocar, especialmente para pacientes com artrite ou idosos. Há vários tipos de bandagens compressivas, as mais simples trazem o inconveniente de perderem a elasticidade após lavagens, além de muitas vezes os pacientes não imprimirem compressão adequada. As bandagens de compressão devem ser colocadas desde acima do hálux até imediatamente abaixo do joelho. Uma revisão sistemática de terapia compressiva concluiu que o tratamento compressivo aumenta as taxas de cicatrização quando comparado com a não compressão, sendo que sistemas de multicamadas são mais eficazes que sistemas de camada única e a forte compressão é mais eficaz que compressões mais suaves. Com relação aos curativos na úlcera, segundo Cruse e Foord todas as feridas estão colonizadas por bactérias, não significando isso que todas elas ficarão automaticamente infectadas e definiram, "ferida infectada é aquela que é purulenta." Todo rigor de higiene deve ser usado para se fazer o curativo, inclusive o uso de gorro e máscara. O curativo ideal ainda não existe, contudo sete critérios devem ser observados para se alcançar este objetivo: Manter a ferida limpa, remover o excesso de exsudação, permitir a troca gasosa, fornecer isolamento térmico, torná-lo impermeável às bactérias, isentá-los de partículas e de tóxicos contaminadores de feridas, permitir a remoção do curativo sem causar traumas na ferida. Mais de um tipo de curativo pode ser necessário durante a cicatrização de uma úlcera. A limpeza da úlcera deve ser feita com soro fisiológico a 0,9%, com uma seringa de 20 ml e agulha 8, ou frasco de soro perfurado. Com uma forte pressão, lançamos a uma distância de 20 cm o jato de soro, no leito da úlcera, efetuando a limpeza da mesma e evitando que a fricção da gaze diretamente sobre a lesão provoque sangramento e destrua o tecido de granulação, dificultando assim, a cicatrização. A fim de minimizar custos e alcançar o mesmo objetivo, temos a opção de utilizar a água morna do chuveiro.

Antissépticos são os definidos como desinfetantes não tóxicos, que podem ser aplicados na pele e tecido vivo, destruindo os compostos vegetativos como as bactérias e impedindo seu crescimento. São ineficazes quando usados simplesmente para limpar a superfície da ferida, pois necessitam ficar em contato com bactérias por cerca de 20 minutos para destruí-las. Dentre os mais usados estão: água oxigenada, hipoclorito de sódio, clorexedine, permanganato de potássio, iodo povidona (PVPI 10%) e as tinturas como violeta de genciana, mercúrio cromo entre outros. Porém não são eficazes na cicatrização de úlceras, sendo citotóxicos para os fibroblastos e dificultando a granulação normal. Antissépticos não devem ser utilizados no leito das úlceras.

Antibióticos tópicos também não têm sido recomendados, pois, não há comprovação segura da sua eficácia nos planos profundos, uma vez que agem apenas na camada superficial. Em úlceras venosas, com presença de infecção, a flora é polimicrobiana (aeróbia e anaeróbia), e a cicatrização se dá de forma mais lenta quando infectadas. Estando a úlcera infectada, podem existir alguns sintomas e sinais como febre, eritema, dor local, celulite, induração e presença de secreção purulenta. Nesses casos deve-se colher material para um gram, com cultura e antibiograma, identificando a bactéria para selecionar o antibiótico sistêmico mais adequado. Dentre eles, indica-se: eritromicina, tetraciclina, clindamicina e seus derivados, cefalosporina primeira e segunda geração e amoxacilina clavulanato.

Desbridamento é a remoção de tecidos desvitalizados, pois estes dificultam a cicatrização, aumentando a probabilidade de infecção e favorecendo o ambiente anaeróbio que inibem a granulação e a epitelização. O desbridamento pode ser: Químico, que compreende as colagenases (Iruxol®, Fibrase® associada ao Clorofenicol, Cauterex® e Pancutam®). Devem ser usadas quando a quantidade de tecido necrótico na úlcera for pequena. Agem quebrando, quimicamente, os tecidos colágenos por ação enzimática. Não devem ser usadas por mais de 2 semanas, pois provocam maceração tanto dos tecidos normais, quanto dos necrosados. O desbridamento mecânico é feito com soro fisiológico ou no chuveiro. E o desbridamento cirúrgico é empregado em áreas com extenso tecido necrótico, feito com tesoura e bisturi sob anestesia local ou bloqueio, retirando os tecidos desvitalizados e revivando os bordos, ou de acordo com a necessidade; deve-se ter cuidado para não lesar os tecidos vitalizados.

O curativo hidrocolóide é uma evolução do curativo comum de gaze e esparadrapo. Surgiu na década de 80 e é específico para úlceras crônicas. Estes curativos são constituídos por base hidrocolóide composta de pectinas, carboximetilcelulose sódica e gelatina, e de um revestimento feito de poliuretano. O ambiente úmido e aquecido criado pela oclusão aumenta o desbridamento autolítico por enzimas líticas, presentes no líquido da ferida. Deve ser aplicado apenas em úlceras livres de processo infeccioso e a sua borda deve ultrapassar 2 cm da borda da úlcera. Funciona como uma barreira bacteriana, protegendo a ferida. Podem permanecer em torno de 1 a 7 dias quando são facilmente trocados.

Surgindo uma secreção gelatinosa marrom amarelada de odor característico, não deve ser confundida com pus, pois é o exsudato da própria lesão mesclado com hidrocolóide. Conhecidos como Duoderm®, Comfeel® e Tegasorb®, com várias apresentações de espessura e tamanho, os quais devem ser adaptados a cada úlcera. O alginato de cálcio e sódio é derivado de algas marinhas. Suas fibras têm a capacidade de absorver a exsudação das feridas e convertê-las em gel e são indicadas para úlceras muito secretantes ou muito infectadas. Havendo a granulação da ferida, deve ser substituído por curativo hidrocolóide. Comercializado com o nome de Kaltostat® e Algoderm®.

Os curativos de carvão são feitos de tecido de carvão ativo, sendo muito eficazes na absorção de elementos químicos liberados das feridas com mau odor. São indicados nos casos de úlceras muito infectadas, contaminadas ou com tecidos necrosados, com odores desagradáveis. Necessitam de curativo secundário para cobri-lo. São comercializados com o nome de Actisorb plus®.

Os curativos impregnados com Polivil Pirrolidona Iodo Tópico são curativos impregnados com povidine a 10 %. De amplo espectro bacteriano e ação prolongada. São indicados em feridas infectadas, com baixa exsudação. Não devem ser usados por mais de 4 vezes e necessitam de curativo secundário. Comercializados com o nome de Inadine®.

O uso da sacarose (Açúcar) é indicado em úlceras e feridas com grande exsudação, pois o açúcar reduz a disponibilidade de água, inibindo o crescimento bacteriano, diminuindo o odor desagradável nas infecções por anaeróbios e promovendo o desbridamento do tecido necrótico na lesão. Deve ser feito de 2 em 2 horas e não tem vantagem em relação ao custo.

Existem dois objetivos a serem alcançados no tratamento clínico das úlceras de estase: a melhora da drenagem venosa e o uso de curativos adequados concomitantemente. Um não será eficaz sem o outro. A drenagem venosa deve ser melhorada com exercícios fisioterápicos, elevação dos membros inferiores com repouso e por meio de compressão, ou seja, com a colaboração completa do paciente conforme já dito anteriormente. Com relação ao tipo de curativo, existem várias opções já descritas, mas deve-se escolher a que melhor se adapte a cada paciente, e analisando sempre o custo e benefício. O tratamento cirúrgico também se destina ao tratamento das úlceras, na forma de enxerto de pele, que é feito com anestesia local ou bloqueio, é uma boa opção terapêutica para aquelas úlceras grandes em granulação e sem processo infeccioso, pois encurta o tempo de epitelização. O enxerto pode ser com pele total ou parcial e puntiforme, em forma de malha de rede, que segundo relatos é a melhor no caso de úlceras de perna, pois permite a drenagem do exsudato oriundo da lesão.

Úlcera anêmica

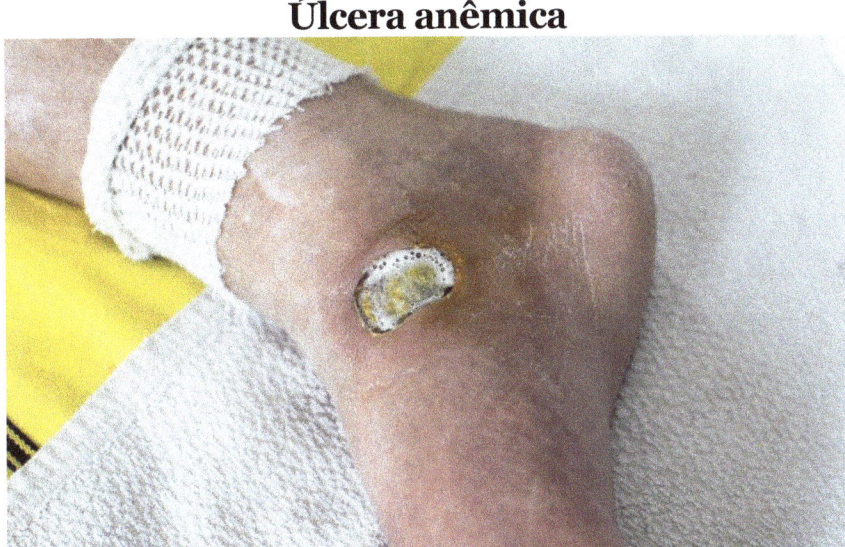

A úlcera localiza-se no terço inferior da perna, é bastante dolorosa, sem características específicas. A ausência de sinais de estase, particularmente em mulheres jovens e a raça são elementos para a diagnose. As úlceras ocorrem próximas aos tornozelos, têm as margens bem definidas, são redondas ou ovais, superficiais ou profundas e deixam uma cicatriz atrófica hipopigmentada brilhante com halo hiperpigmentado. O diagnóstico diferencial deve ser feito com a úlcera da leishmaniose tegumentar e a úlcera tropical. Pode ocorrer em vários tipos de anemias hemolíticas. A anemia das hemácias em foice, falciforme ou drepanocítica, eletiva da raça negra ou mestiços, é encontrada em nosso meio. A anemia falciforme é uma alteração hereditária causada pelas propriedades anormais dos eritrócitos falciformes em decorrência da hemoglobina falciforme mutante (HBS). Na anemia falciforme em homozigotos, 15-75% dos pacientes podem desenvolver úlcera de perna. Quase sempre são bilaterais. É três vezes maior no sexo masculino. O tratamento consiste em fazer a remoção dos tecidos necróticos, curativos secos ou úmidos e eventualmente aplicação da bota de Unna. O repouso e a elevação do membro facilitam a cicatrização.

Úlceras micrangiopáticas

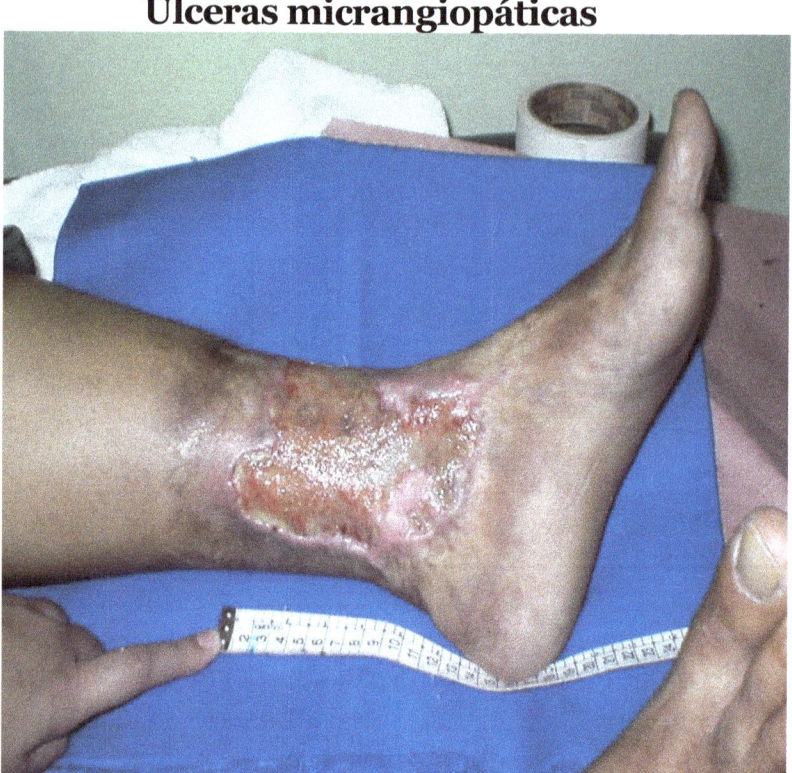

As úlceras micrangiopáticas têm localização preferencial no calcâneo, em regiões maleolares, dorso do pé e nas faces lateral e posterior da perna. As placas de necrose que precedem as úlceras surgem após traumatismos, infecções cutâneas ou espontaneamente. Formam-se áreas necróticas que apresentam, de início, limites imprecisos e extensão variável, com dor intensa, contínua e dificilmente controlada com medicação. A delimitação da necrose completa-se com a formação de sulco entre a área lesada e a de pele sã, o que ocorre entre duas e quatro semanas, com diminuição da dor. A placa de necrose cutânea destaca-se lentamente dos tecidos profundos e eliminam-se, deixando úlcera de limites mais ou menos nítidos, de fundo pouco granuloso, coberto por material necrótico-fibroso. São lesões dolorosas que podem cicatrizar com tratamento em prazo que varia de três a seis meses. Úlcera de perna pode ocorrer por micrangiopatia na vigência de hipertensão arterial diastólica, micrangiopatia diabética e outras vasculites localizadas no tecido dérmico. Alguns doentes hipertensos apresentam na pele dos membros inferiores lesões arteriolares semelhantes às observadas nos rins e em outros órgãos. Clinicamente, verifica-se que após o aparecimento súbito de uma área de lividez surgem a escara e ulceração. A úlcera é profunda, bordos a pique, bastante dolorosa e sem edema. Esse tratamento exige repouso prolongado, higiene e proteção local rigorosa. A dor é combatida com medidas habituais e vasodilatadores. Na fase crônica pode haver necessidade de simpatectomia lombar e raramente restauração arterial.

Úlcera arteriosclerótica

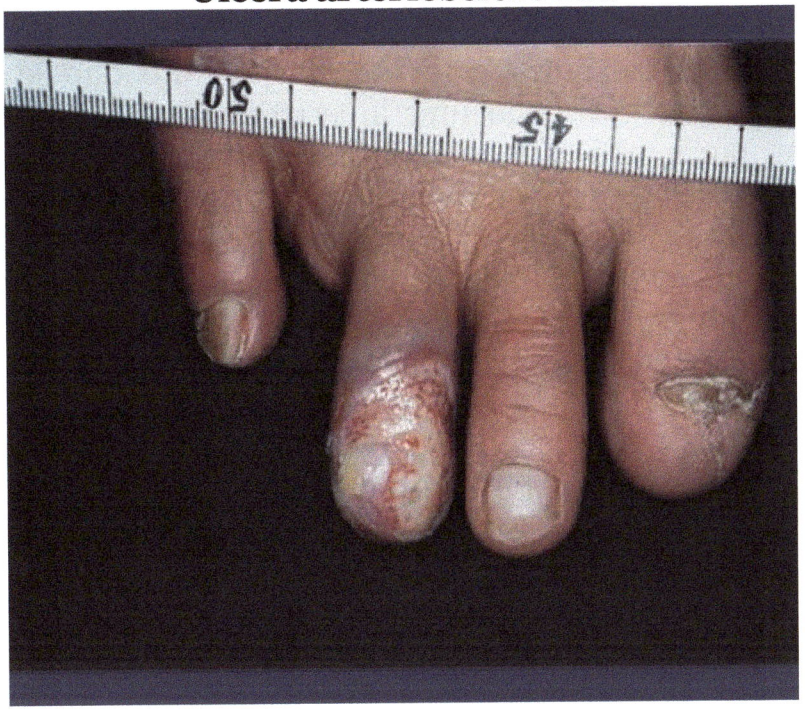

Úlcera de perna ou pé, encontrada em indivíduos idosos, às vezes diabéticos e/ou hipertensos. Localizam-se nos tornozelos, maléolos ou extremidades digitais. Desencadeada fundamentalmente por isquemia cutânea dependente de lesões arteriais tronculares. Geralmente ocorrem após traumas. Externamente, as úlceras são de bordas cortadas a pique, irregulares e dolorosas. Há palidez, ausência de estase, retardo no retorno da cor, após elevação do membro, diminuição ou ausência das pulsações das artérias do pé e dor de intensidade variável. O profissional da área de saúde deve saber diferenciar a patogenia das lesões arteriais, das lesões venosas, até mesmo para elaborar um plano diferenciado de atendimento para estes dois tipos de lesões. Lesões venosas são superficiais, extensas, com bordas irregulares e elevadas com presença de edema e as lesões arteriais mostram-se profunda, pequena, com borda regular e rasa entre outros achados. O termo úlcera quando visto com o olhar angiológico pode englobar duas categorias que incluem: úlceras por trauma e úlceras arteriovenosas. Na última categoria as úlceras podem ser: arteriais, venosas, diabéticas e hipertensivas. As úlceras de origem venosa são uma das complicações da estase venosa e quase sempre estão localizadas no terço inferior da perna um pouco acima do maléolo interno, as vezes no externo e no dorso do pé ou mais raramente no terço médio da perna. Convém citar que este tipo de úlcera tem um desenvolvimento rápido no início e que resulta de uma lesão que pode ser necrótica, dando lugar a um tecido amarelado e fibroso dentro do qual podem ser observadas áreas de tecido de granulação de coloração avermelhada, sendo o seu aspecto visual impressionante; suas bordas são elevadas mas raramente separadas; o fundo é plano e cianótico, mas quando a úlcera for de longa duração elas costumam ter a aparência de um anel elevado sem sinais de epidermização, a quantidade de exsudação é variável e depende da extensão do edema, o odor é nauseante sendo a infecção local uma ocorrência frequente, a dor manifestada é moderada, geralmente são únicas e circunscritas por um halo de celulite indurata. Na área adjacente podemos notar uma hiperpigmentação (ou com os nomes de: dermatite ocre, púrpura de Gougerot e Favre); presença de veias tortuosas e dilatadas e cicatrizes visíveis de úlceras anteriores. Sabemos ainda que o tratamento farmacológico e o repouso do membro são de vital importância para o tratamento e o cuidado delas.

As úlceras por interrupção do fluxo arterial parcial ou total ocorrem com frequência nos dedos e nos pés, pois neste local as artérias são únicas e distais, portanto com menores chances do desenvolvimento de plena e satisfatória formação de vasos com a finalidade colateral para atender a demanda celular local. Nas pernas, as lesões aparecem geralmente relacionadas a traumatismos e quase sempre tendo associado o diabetes, talvez haja essa predisposição por ser a perna uma região muito exposta a lesões. As úlceras arteriais exibem características tais como: profundidade variável, circundada por pele de coloração avermelhada ou cianótica, pouco exsudativa, quando presente geralmente a secreção é seropurulenta, o edema local é pequeno, com coloração de fundo pálida ou negra devido a necrose, pouco profunda (rasa), fétida, rebeldes a tratamento, estacionárias ou progressivas, de dimensões pequenas e arredondadas, de difícil cicatrização e extremamente dolorosas, sendo exceção os casos onde há associação com o diabetes, onde o paciente tem uma percepção dolorosa prejudicada devido a neuropatia instalada. A área adjacente à pele geralmente é pálida, quando não há indícios de inflamação onde se torna avermelhada e seca, favorecendo assim a formação de fissuras que muitas vezes dão origem as lesões teciduais da pele. A pele, tecido celular subcutâneo, tecido ósseo e cartilaginoso tem grande resistência a interrupção do fluxo arterial devido ao seu baixo metabolismo. De modo geral, o aspecto da pele não reflete as alterações teciduais profundas, encontrando-se muitas vezes pele íntegra com lesões interiores irreversíveis, assim podemos inferir que o aspecto estético não é um bom indicador para a avaliação da ferida pois as lesões arteriais tendem a ser pequenas mas com um dano mórbido muito mais grave para o indivíduo do que quando ele desenvolve uma úlcera venosa. Portanto, quando um paciente com interrupção do fluxo arterial exibe uma úlcera isto nos indica que o comprometimento abaixo dela é muito maior do que a lesão que nossos olhos estão vendo.

As úlceras diabéticas aparecem comumente em pés (dedos, calcanhares, região metatarsiana) e têm como fatores desencadeantes a arteriosclerose (diminuição do fluxo sanguíneo que leva à redução de aporte nutricional e oxigênio) e a neuropatia diabética, que tanto pela desnervação simpática autonômica (diminuição da umidade da pele com consequente aparecimento de fissuras), como pela periférica somática (diminuição da sensibilidade dolorosa, que predispõe ao surgimento de traumatismos) contribuem para o desenvolvimento dessas lesões.

As úlceras isquêmicas relacionadas a hipertensão essencial surgem geralmente na quinta ou sexta década da vida, localizam-se com frequência na parte inferior da perna. No início aparece uma placa avermelhada e dolorosa, que evolui para púrpura surgindo em seguida uma vesícula hemorrágica. A mesma após um tempo adota um aspecto isquêmico com coloração pálida e pouco tecido de granulação. Apesar de todas as úlceras vasculares apresentarem a mesma fisiopatologia básica, o processo cicatricial poderá estar condicionado a fatores sistêmicos (idade, obesidade, estado nutricional e outros) e locais (déficit sanguíneo, infecção, tratamento tópico inadequado). Vale lembrar que em pacientes com doenças crônicas como: diabetes, insuficiência circulatória arterial ou venosa, a resposta cicatricial tenderá a ser retardada favorecendo a infecção local. Isto constitui um desafio para a enfermeira que cuida destes pacientes, tendo como meta a cicatrização destas lesões, as quais devem ser mantidas limpas, livres de secreções e tecido necrótico, por meio de curativos, que tendem a promover um ambiente fisiológico à ferida favorecendo a cicatrização e evitando desidratação e/ou morte celular. Na prática, observamos que os cuidados dispensados a uma úlcera arterial e/ou venosa é quase sempre o mesmo empregado para qualquer outro tipo de lesão tecidual, como uma cicatriz por exemplo, sem que o profissional se preocupe em diferenciá-la. Entendemos no entanto que as condutas devem ser diferentes, para que se tenha um bom resultado na cicatrização. Para isso, devemos examinar o paciente identificando as características das úlceras e correlacionando-as à interrupção do fluxo arterial e/ou venoso, o que favorecerá o discernimento entre uma e outra.

A prevenção da úlcera arterial consiste em:
- Elevação da cabeceira da cama em 20cm
- Proteção contra traumatismos térmicos, mecânicos e químicos no membro afetado
- Evitar ou recuperar atrofias musculares
- Cuidado com as unhas, evitando paroníquias (inflamação ao redor da unha) e onicocriptose (unha encravada), visitando mensalmente o podólogo
- Pesquisar e tratar as micoses superficiais
- Reduzir e manter controle de triglicérides e colesterol
- Controlar a hipertensão arterial e o diabetes mellitus
- Reduzir o uso de cafeína e tabaco.

Úlcera neurotrófica: Mal perfurante

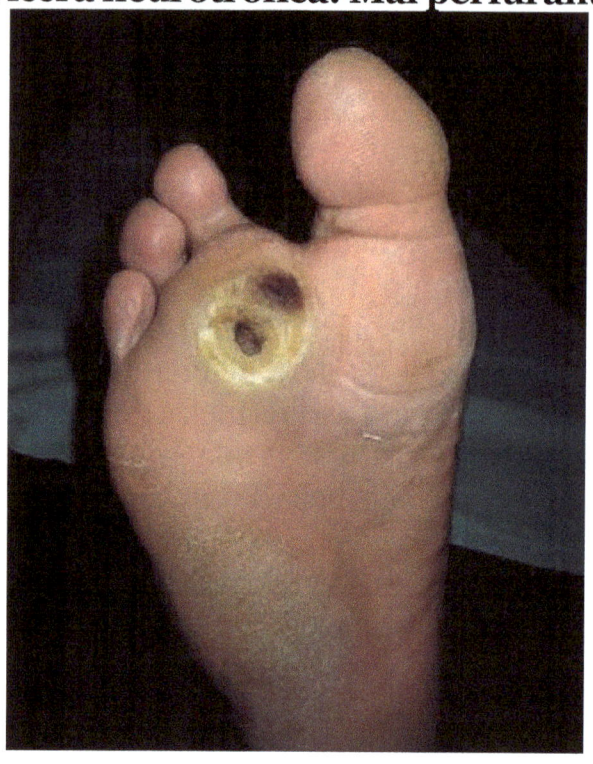

Esta úlcera é causada por neuropatia periférica, em decorrência de algumas patologias de base, tais como: hanseníase, diabetes mellitus, alcoolismo e outras. As pessoas portadoras dessas patologias, que acometem os nervos periféricos, têm maior risco de desenvolver lesões das fibras autonômicas, sensitivas e motoras, podendo resultar em lesões primárias, como mão em garra, pé caído e anquilose (articulações endurecidas); e secundárias, como as paralisias musculares, fissuras, úlceras plantares e lesões traumáticas. As fibras autonômicas responsáveis pela manutenção das glândulas sebáceas e sudoríparas, quando acometidas, acarretam uma diminuição da produção de suas secreções. A pele torna-se seca, inelástica, podendo ocasionar facilmente as fissuras que, se não tratadas, irão comprometer as estruturas das mãos e dos pés, favorecendo o risco de infecção. A perda da sensibilidade protetora (térmica, dolorosa e tátil) ou anestesia nas mãos e pés influenciam o surgimento de lesões cutâneas. Esse comprometimento leva ao aumento do risco de queimadura, aparecimento de bolhas e calosidades, provenientes de pressão contínua em pontos de apoio, necessitando do uso de palmilhas e calçados adequados. Outros fatores que influenciam no surgimento dessas úlceras são as alterações das fibras motoras, devido à fraqueza e paralisia dos músculos. Este desequilíbrio leva a deformidades, comprometendo a função e aumentando o risco de desencadear essas úlceras. Nos serviços de saúde da rede básica do país, tem-se observado maior incidência de úlceras plantares causadas por neuropatias periféricas. A causa básica da úlcera neurotrófica é a perda de sensibilidade protetora ou anestesia na região plantar, por lesão do nervo tibial posterior. Entretanto, existem outros fatores que influenciam o surgimento de uma úlcera, como: a paralisia dos músculos intrínsecos do pé, a perda do coxim normal sob a cabeça dos metatarsianos e a pele ressecada (anidrótica).

A anidrose decorrente da disfunção das glândulas sudoríparas e sebáceas torna a palma da mão e planta do pé seca e sua camada córnea, dura e espessa e que tende a se romper. As "rachaduras" ou fissuras nos membros superiores e inferiores são muito comuns e, frequentemente atuam como porta de entrada para agentes infecciosos. A mudança na anatomia do pé ocasionada por alterações da estrutura óssea cria pressões anormais, facilitando o surgimento de úlceras. O outro fator funcional é a marcha, isto é, além da falta de sensibilidade, o pé é submetido a esforços, como longas caminhadas, passos largos ou corridas, presença de objetos estranhos nos calçados (pedras, pregos), o que contribui para o desenvolvimento da úlcera. As úlceras neurotróficas são classificadas em graus, de acordo com o comprometimento dos tecidos, desde uma lesão superficial até lesões mais profundas, com comprometimento de articulação, tendões e ossos, sendo muito comum a osteomielite, com posterior necrose, gangrena e perda de segmentos ósseos. A calosidade (espessamento da queratina causada pela pressão dos tecidos à fricção) e tensões nas áreas que suportam maior peso, também constituem risco para as úlceras. Quando os calos são pouco espessos, podem ser considerados como protetores, mas quando sua espessura é grande e sua localização se dá em áreas com diminuição da sensibilidade, prejudicam os tecidos moles e tornam-se fatores predisponentes de úlcera, além de serem comuns nas bordas das úlceras neurotróficas. Considerando-se a perda da sensibilidade e o aumento da pressão como fatores de risco para o desenvolvimento de úlceras, algumas medidas podem ser adotadas para monitorar a evolução da pressão nessas áreas de risco, como: orientação sobre o uso de calçado, palmilhas especiais, sobre as atividades diárias e adaptação dos instrumentos de trabalho.

As úlceras neurotróficas podem ser descritas a partir das seguintes características: são lesões anestésicas, circulares, geralmente quentes e não apresentam sinais de infecção. Desenvolvem-se sobre áreas de proeminências ósseas, com maior freqüência nos membros inferiores. Geralmente são precedidas por hiperqueratose (calosidades). Para a prevenção das fissuras, lesões traumáticas e úlceras consideram-se as ações descritas a seguir:

➢ Hidratação e lubrificação da pele, para compensar as funções sudoríparas e sebáceas danificadas.

➢ Massagem, para ativar e melhorar a circulação e condições da pele.

➢ Exercícios ativos e passivos, para melhoria do fortalecimento muscular e sua funcionalidade.

➢ Imobilização dos membros por meio de férulas, com a finalidade de evitar traumas sobre os nervos com neurites, corrigir retrações articulares, facilitar a execução dos movimentos funcionais e auxiliar na cicatrização de ferimentos.

➢ Adaptação de instrumentos de trabalho e da vida diária.

Membros inferiores:

➢ Hidratação, massagem, exercícios e imobilização, conforme descrito acima.

> Orientação quanto a não andar descalço, dar passos curtos e lentos, não realizar longas caminhadas sem período de descanso, examinar diariamente os pés e calçados, repousar os pés lesados sempre que necessário, manter os calçados adaptados, não utilizar sapatos novos por períodos prolongados e, quando estiver parado, manter a distribuição do peso corporal nos dois pés.

> Higiene dos pés: limpeza e secagem dos espaços interdigitais e cortes de unhas retas.

> Remoção de calosidades somente com profissionais.

> Exame diário dos pés: verificando sinais de pré-úlcera (bolhas, aumento da temperatura, hematomas, calosidades com fissuras, pontos hiperemiados, edema localizado e pontos dolorosos à palpação). No caso de pessoas idosas ou com limitações físicas solicitar ao enfermeiro ou podólogo.

> Uso de meias macias, como de algodão, tendo o cuidado de observar os pontos de costura que podem funcionar como pontos de pressão. Recomenda-se para prevenir áreas de atrito o uso de meias no avesso.

> Exame diário do interior dos calçados: procurar pontos endurecidos, pregueamento da palmilha ou presença de objetos estranhos.

Úlcera decubital

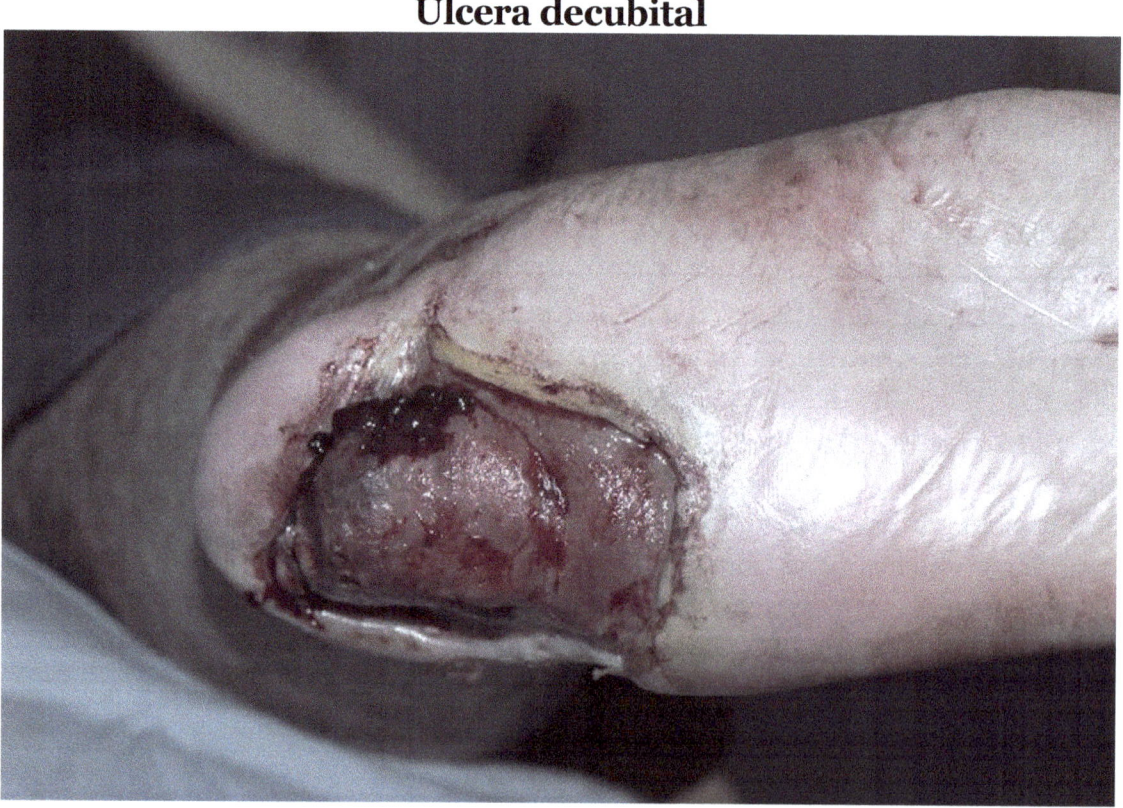

Área de trauma tecidual causada por pressão contínua e prolongada, excedendo a pressão capilar normal, aplicada à pele e tecidos adjacentes provocando uma isquemia que pode levar à morte celular. Geralmente ocorre entre uma proeminência óssea e uma superfície dura, por exemplo, na região sacral, calcâneos, trocanter maior do fêmur, tuberosidades do ísquio e maléolos externos. Este tipo de úlcera costuma ocorrer nos doentes com neuropatia periférica quando este faz uso de curativos volumosos e/ou uso de calçados apertados.

Dentre as localizações mais frequentes destacam-se: isquiática (24%), sacrococcígea (23%), trocantérica (15%), e calcânea 8(%). Outras localizações incluem maléolos laterais (7%), cotovelos (3%), região occipital (1%), e região escapular (1%). A sua existência tem importantes repercussões a nível de morbilidade, mortalidade e gastos em cuidados de saúde: Associa-se a um prolongamento da duração do internamento hospitalar até 5 ou 8 vezes. Alta taxa de recorrência de 36% independentemente do tratamento ser médico ou cirúrgico. Aumenta o risco de morte 4,5 vezes, comparando com doentes com o mesmo risco prévio de mortalidade, que não desenvolvam úlceras de pressão. A susceptibilidade individual para o desenvolvimento de úlceras de pressão é dependente da atuação de fatores extrínsecos que se conjugam com as alterações da perfusão tecidual resultante de fatores intrínsecos. Os fatores extrínsecos são muito dependentes dos cuidados de enfermagem, e se caracterizam por: mudança de decúbito, cuidados no deslocamento do corpo do paciente (principalmente no banho), cabeceira elevada acima de 30º (área sacrococcígea), transferências mal executadas (arrastar o doente e não elevá-lo) e aumento da maceração e umidade (incontinência urinária e/ou fecal, sudorese, secreções respiratórias, vômito, exsudação de úlceras). Dentre os fatores intrínsecos, destacam-se a imobilidade (lesões medulares), alterações da sensibilidade (lesões neurológicas), alterações do estado de consciência, idade (< que 5 e > que 65 anos, sexo masculino), má perfusão/oxigenação tecidual, doença vascular (anemia, fármacos vasopressores, tabagismo, diabetes mellitus, nefropatia, septicemia) e o estado nutricional do paciente. A identificação e o tratamento precoce permitem uma redução significativa dos custos, previnem a progressão e aceleram a regeneração da úlcera de pressão. O custo global do tratamento de uma úlcera de pressão grau IV é 10 vezes superior ao de uma úlcera grau II. Deverá ser efetuada uma inspeção diária da área ulcerada, e efetuado um registo semanal das suas características objetivas: estágio, dimensão, exsudato, presença de tecido necrótico, tecido de granulação, re epitelização ou sinais de celulite. O tratamento local inclui os seguintes componentes: Desbridamento, limpeza, revestimento, abordagem da colonização e infecção, agentes físicos e tratamento cirúrgico.

Hidroses
Hiperidrose cortical ou emocional

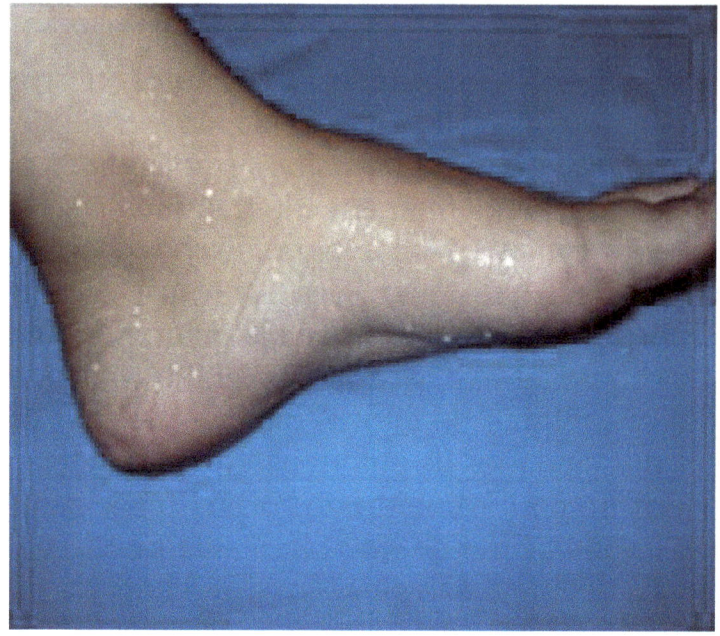

É uma hiperidrose generalizada mais evidente em certas áreas como regiões axilares, palmo-plantares e períneo-inguinal, podendo, eventualmente, ser forma localizada. A hiperidrose palmo-plantar nos pés constitui substrato para a instalação de infecções fúngicas e de dermatite de contato por sapatos. Nas mãos e pés pode estar associada com disidrose. Nos pés, quando surge associada à hiperqueratose, apresenta-se com consistência e aspectos alterados: surgem erupções e crateras multifocais no tecido hiperqueratinizado e este mais parecem com um tecido emborrachado e úmido. É um quadro agravado ou desencadeado por fatores ou estados emocionais. Existe uma predisposição familiar, em muitos casos por gene autossômico dominante. A hiperidrose cortical melhora durante o sono, o que seria explicado pela diminuição dos impulsos nervosos.

Hiperidrose hipotalâmica ou térmica

É devida a um estímulo dos centros reguladores da temperatura do hipotálamo que podem, eventualmente, apresentar uma sensibilidade aumentada. Desta maneira, estímulos mínimos podem desencadear uma hiperidrose intensa. A principal fonte estimuladora do hipotálamo é o aumento da temperatura por causas exógenas (calor) ou endógenas (exercício e doenças que causam elevação da temperatura). Além disso, uma série de condições como doenças metabólicas (hiperpituitarismo, hipertireoidismo, diabetes, obesidade, menopausa, gota, porfiria e outras), reações medicamentosas, doenças cardiovasculares e neurológicas podem aumentar a sensibilidade dos centros do hipotálamo.

Na gravidez, em especial na fase final, pode ocorrer hiperidrose. É de se notar que a hiperidrose hipotalâmica não diminui durante o sono, podendo, inclusive tornar-se mais intensa. Além destas duas formas clínicas de hiperidrose, existem formas raras de hiperidroses localizadas por lesões medulares ou por lesões de tronco nervoso ou mesmo devida a alterações intrínsecas de glândulas sudoríparas.

Classicamente, a hiperidrose é tratada de diversas formas, dependendo da intensidade dos sintomas. As opções de tratamento clínico incluem:

➢ Uso de antiperspirantes e adstringentes (cloreto de alumínio em álcool etílico, solução de glutaraldeído 2%, etc.). Estes produtos devem ser aplicados sobre a pele seca, após banho frio, imediatamente antes de deitar-se. Apresentam o inconveniente de causar dermatite de contato ou deixar a pele com coloração amarelada.

➢ Uso de talco ou amido de milho natural (para os casos mais leves): deve ser aplicado entre os dedos, sob as mamas ou em pregas da pele.

➢ Banho com sabonete desodorante: seu uso prolongado pode levar à dermatite.

➢ Não calçar o mesmo par de sapatos por dois dias seguidos; utilizar palmilhas absorventes, que devem ser substituídas frequentemente.

➢ Tratamento medicamentoso sistêmico, com drogas antidepressivas, ansiolíticas e anticolinérgicas: estas drogas proporcionam apenas alívio parcial e apresentam efeitos colaterais importantes e indesejáveis, como alteração da visão, boca seca, problemas urinários, sedação etc.

➢ Iontoforese, "biofeedback" e psicoterapia.

➢ Injeções locais de toxina botulínica ("Botox"), duração de 4-6 meses e com uso limitado a áreas de pequena extensão, o que é raro.

Recentemente, a introdução da Simpatectomia Torácica por Videotoracoscopia revolucionou o tratamento da hiperidrose. Em pouco tempo, esse procedimento assumiu a posição de tratamento seguro, definitivo e pouco invasivo no tratamento dessa condição.

Bromidrose

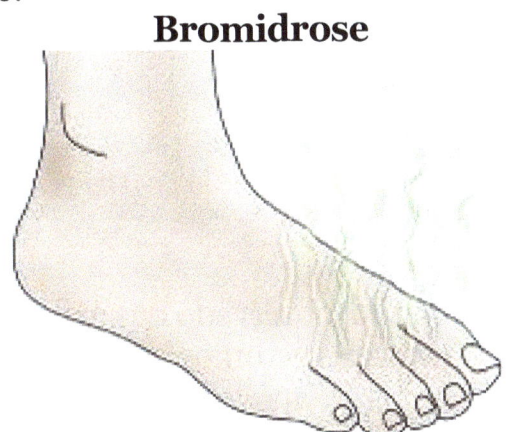

A bromidrose é caracterizada pelo odor desagradável, às vezes intenso da transpiração, resultante da decomposição que alguns microrganismos como bactérias, promovem no suor e na pele. Pode dar-se ainda pelo contato da transpiração, quase sempre inodora, com calçados e meias.

A bromidrose também pode estar relacionada a doenças como alcoolismo e diabetes, entre outras, ou ingestão de alimentos que a propiciem, como espinafre e alho, entre outros. Para evitar a bromidrose, as orientações abaixo devem ser observadas:

➢ Lavar os locais afetados, ensaboando bem e dando preferência a sabonetes antissépticos.
➢ Secar bem a pele após o banho, especialmente entre os dedos dos pés.
➢ Trocar as roupas, calçados e meias diariamente.
➢ Evitar o uso de tecidos sintéticos, dando preferência ao algodão.
➢ Colocar os calçados no sol e mantê-los sempre limpos.
➢ Evitar deixar a pele úmida por muito tempo.
➢ O tratamento visa diminuir a população bacteriana nos locais afetados e, assim, controlar sua atuação sobre a secreção sudoral.

Pode ser feito com o uso de produtos sob a forma de talcos, sprays ou cremes contendo substâncias que dificultem o crescimento das bactérias.

Cromidrose

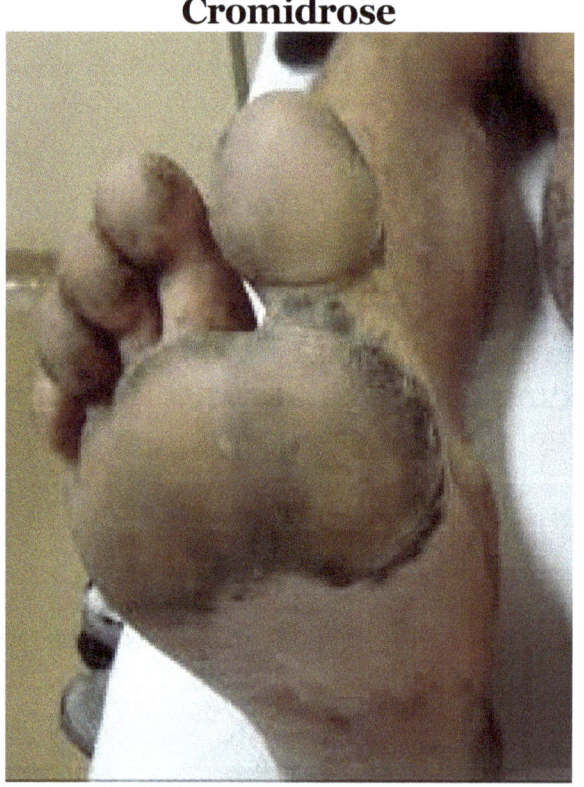

A cromidrose é o suor colorido, observado nas axilas ou qualquer outra região e que deriva da ação de bactérias cromogênicas, particularmente do gênero Corynebacterium, sobre a secreção apócrina. O primeiro caso de cromidrose foi documentado em 1709, e desde então não houve muitos outros. O mistério continua – em 2008 foi descoberto o primeiro caso de paciente com suor alaranjado. Por causa da raridade da cromidrose, a etiologia (causa da doença) é desconhecida. O tratamento para a cromidrose écrina é relativamente fácil. Uma vez que o médico tenha identificado o agente responsável pelo pigmento, a simples descontinuidade na sua exposição a ele faz com que a condição desapareça com o passar do tempo. Porém, não é isso que acontece na cromidrose apócrina. Como a medicina não foi capaz de concluir porque a lipofuscina acumula-se nas glândulas, não há o que se possa fazer para impedir a sua excreção. No entanto, isso não impediu os médicos de continuarem tentando alguns tratamentos, às vezes, com algum sucesso. O melhor que a ciência conseguiu chegar até agora foi retardar a excreção do suor. Nesse sentido, um tratamento que tem dado resultado positivo é a capsaicina, uma versão sintetizada de um derivado da pimenta. Trata-se de um creme de uso tópico usado com frequência para aliviar a dor em casos de artrite. A capsaicina é eficaz no retardo da cromidrose uma vez que retarda a absorção da substância P, um importante neurotransmissor na produção de suor nas glândulas apócrinas. Buscar uma resposta na própria glândula é o que parece ser a melhor opção para quem sofre de cromidrose. Através de um método manual ou químico, obriga-se a glândula a suar, clareando a lipofucsina e aliviando o paciente. Esse alívio, no entanto, não dura para sempre – o suor colorido normalmente volta em alguns dias. O único tratamento comprovadamente eficaz é a remoção física das glândulas que concentram e excretam lipofucsina.

Anidrose

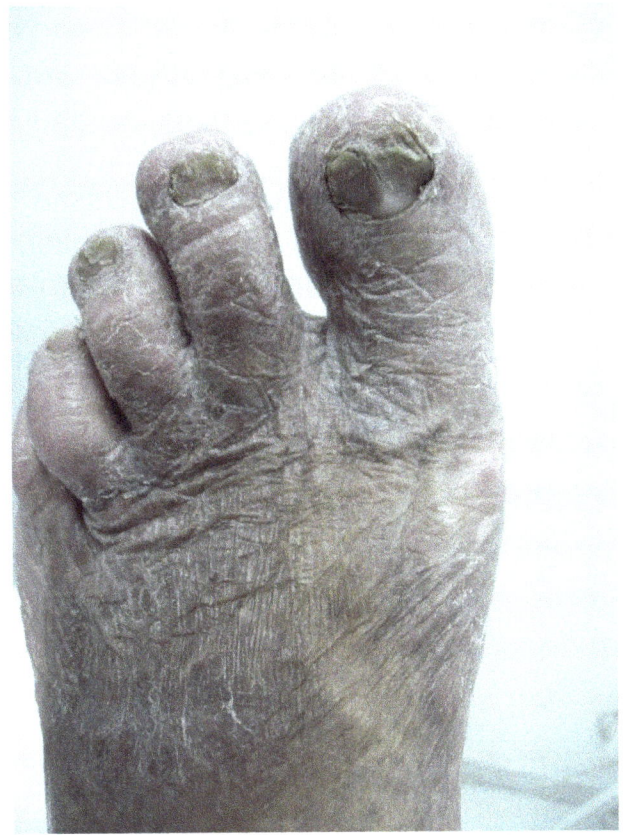

Anidrose é a incapacidade total ou parcial de produzir suor ou de eliminá-lo frente a estímulo adequado. Pode ser revelada pelo doente ou verificada nas suas formas localizadas. A anidrose pode ser congênita ou adquirida, localizada ou generalizada. A forma generalizada é grave pois significa a perda da principal defesa fisiológica contra os fatores que aumentam a temperatura do organismo.

As causas da anidrose podem ser congênitas ou adquiridas e podem ter três patogenias diversas, por alterações neuropsíquicas, por alterações das glândulas écrinas e por causas diversas. No grupo das anidroses neuropsíquicas há em primeiro lugar, a histeria, provavelmente causada por inibição dos centros hipotalâmicos por influência do córtex cerebral. Há uma série de alterações do sistema nervoso, particularmente neoplasias que, localizando-se no hipotálamo, cerebelo, medula ou comprometendo troncos e filetes nervosos, podem causar anidrose. Cabe salientar neste grupo, a anidrose na lepra decorrente de lesão de troncos e filetes nervosos. Há também as anidroses causadas por drogas anticolinérgicas e outras drogas que lesam fibras nervosas. Na anidrose por alterações das glândulas écrinas há as congênitas que podem ser localizadas ou generalizadas. No defeito ectodérmico congênito ou displasia ectodérmica que é afecção recessiva, ocorrendo em indivíduos masculinos, há uma forma anidrótica. O quadro clínico completa-se com alterações dos cabelos, dentes e unhas, das glândulas sebáceas e mucosas. A face é característica com fronte olímpica e nariz em sela. Malformações com ausência de glândulas écrinas associada com ausência de pêlos e de outros anexos podem ocorrer em qualquer parte do corpo.

A anidrose adquirida generalizada por atrofia ou lesão glandular é encontrada na pele senil, desnutrição, avitaminose A, esclerodermia, síndrome de Sjögren, doença de Addison, mixedema, diabetes, caquexia de Simmonds e nas intoxicações por arsênico, flúor, formaldeído, chumbo, morfina e tálio.

A anidrose localizada por atrofia ou destruição glandular é encontrada em cicatrizes, radiodermites, lesões de lúpus eritematoso, acrodermatite crônica atrofiante e outros. A anidrose por bloqueio ou oclusão do ducto sudoríparo é observada em afecções cutâneas como eczema atópico, de contato, psoríase, pênfigos, ictiose, síndromes ictiosiformes e em dermatites esfoliativas. Deve-se notar que, no recém-nascido e prematuros pode ocorrer anidrose nas primeiras semanas por atraso no desenvolvimento dos centros hipotalâmicos.

A anidrose, quando isolada aos pés, pode trazer complicações como fissuras calcâneas e descamações. O uso constante de sandálias e calçados abertos no calcanhar levam a este tipo de patologia (fissuras) em indivíduos predispostos à mesma.

Discromias
Hipercromias não melanodérmicas

Originam-se de vários pigmentos, como, hemossiderina, bilirrubina, caroteno e por substâncias depositadas na pele. Podem ser localizadas ou difusas.

Dermatite Ocre

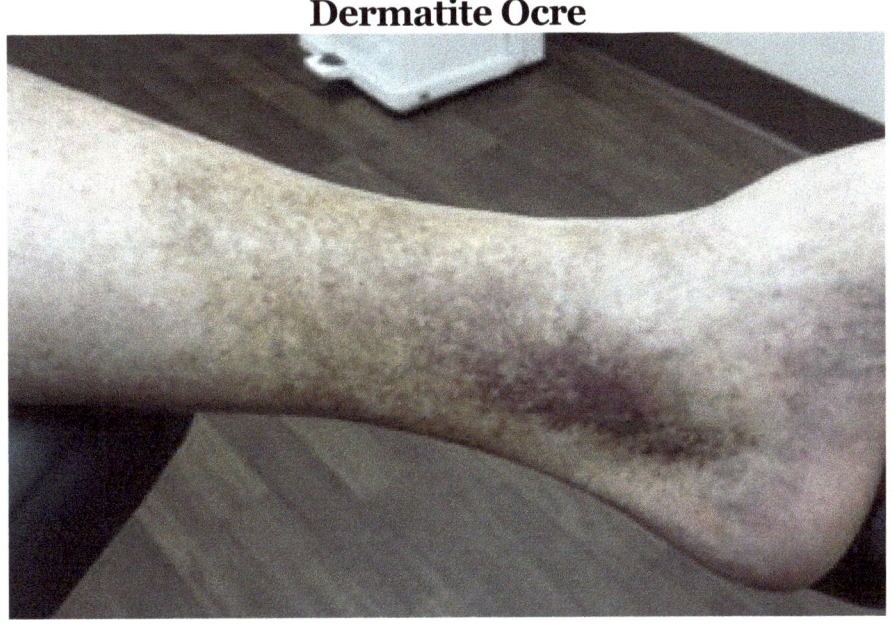

Resulta da evolução de lesões purpúricas – púrpura hipostática. Como resultado do extravasamento de hemácias e subsequente destruição, a hemossiderina permanece depositada na derme. Ficam assim, manchas pigmentadas de cor amarela a castanha, irregulares, localizadas nos tornozelos, pernas e são indeléveis. É muito comum, particularmente após os 40 anos, em indivíduos que ficam muito em pé, e pode ser considerada como sinal prodrômico da existência de estase venosa.

Carotinemia

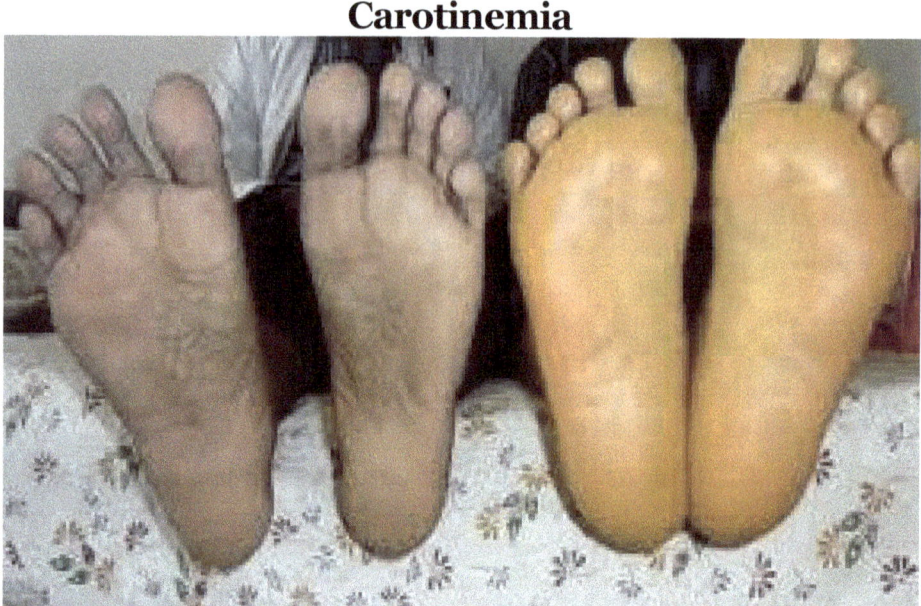

A carotinemia é pigmentação amarelada da pele por depósito de caroteno ou provitamina A. Quase sempre se origina da ingestão exagerada de caroteno, abundante em alimentos como cenoura, tomate, abacaxi, beterraba e gema de ovo. É particularmente encontrada em crianças e em indivíduos que fazem dieta de emagrecimento. Excepcionalmente, no diabetes e hipotireoidismo, o fígado pode falhar na transformação do caroteno em vitamina A, resultando então, carotinemia no sangue e pele. A cor amarelada é característica nas palmas e plantas, sendo observada também na fronte, sulcos nasogenianos, regiões retro auriculares e axilas, pode também haver pigmentação amarela difusa nos casos mais acentuados. As escleróticas oculares estão livres e não há prurido, o que, juntamente com as localizações palmo-plantares, permite diferenciar da icterícia. Deve também ser diferenciada da pigmentação amarelada da pele que ocorre no uso de quinacrina, por eventual ingestão de corante artificial.

Argíria

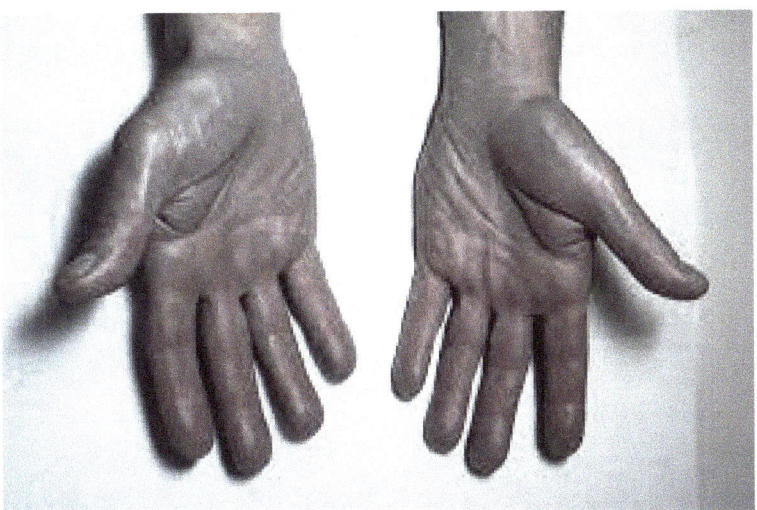

São afecções causadas pela impregnação da pele por sais de prata (argíria), de ouro (crisíase) ou outros metais. Atualmente, constituem raridade. A argíria caracteriza-se por cor cinzento-azulada, com tonalidades típicas. Origina-se do uso prolongado de medicamentos à base de prata. É generalizada, sendo mais evidente na face, mãos e unhas. A confirmação diagnóstica é dada pelo exame histopatológico da pele, particularmente em campo escuro, quando se observam granulações finas, brilhante.

Afecções do tecido conectivo e do subcutâneo
Esclerodermias localizada e generalizada

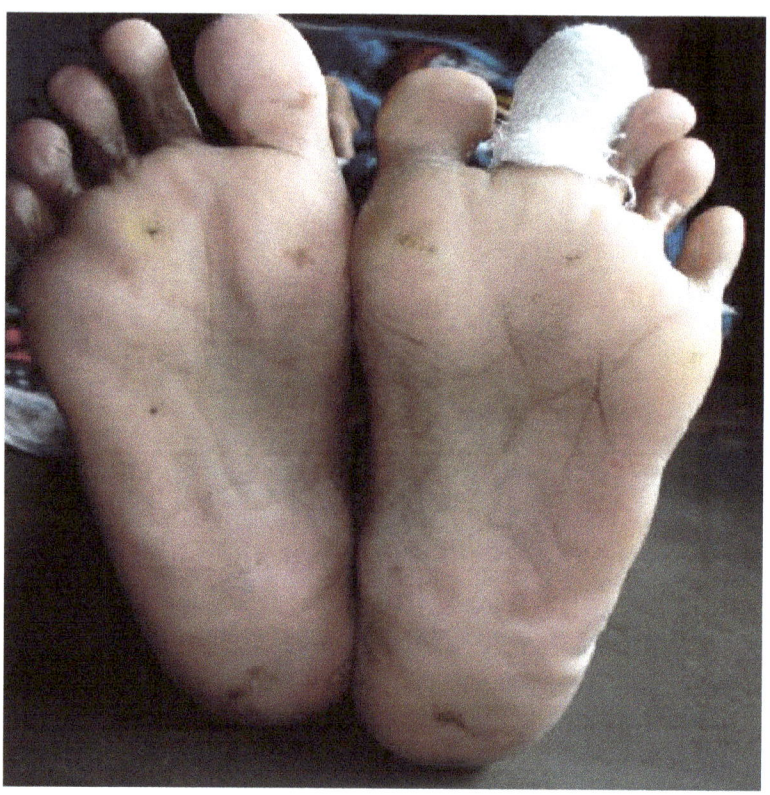

Esclerodermia é uma palavra grega que pode ser traduzida por "pele endurecida". A pele torna-se brilhante e dura. Há várias doenças que têm como característica principal o endurecimento da pele. Há dois tipos de Esclerodermia: a esclerodermia localizada e a sistêmica. Na esclerodermia localizada a doença está limitada à pele e aos tecidos que estão debaixo da pele afetada. Pode ter a aparência de manchas (morphea ou morféia) ou de faixas finas (esclerodermia linear). Na esclerodermia sistêmica (ou esclerose sistêmica) o processo é mais abrangente e envolve não só a pele mas também os órgãos internos do corpo. Pode causar sintomas diferentes como, por exemplo, azia, dificuldades respiratórias e pressão arterial elevada. A esclerodermia é uma doença rara. As estimativas apontam para uma ocorrência anual de 3 casos em cada 100.000 pessoas. A esclerodermia localizada é a forma mais comum nas crianças e afeta predominantemente meninas. Apenas 10%, ou até menos, dos casos de esclerodermia em crianças são do tipo sistêmico. A esclerodermia é uma doença inflamatória, mas a causa da inflamação ainda não foi descoberta. A esclerodermia é, provavelmente, uma doença autoimune, o que significa que o sistema imunitário reage contra ele mesmo. A inflamação causa inchaço, calor e a produção de tecido fibroso. Não é hereditária, embora haja alguns casos de ocorrência em membros da mesma família. Não se conhece prevenção para esta doença. Não é contagiosa. Algumas infecções podem desencadear a doença, mas a doença em si não é infecciosa e as crianças que dela sofrem não precisam ser isoladas. A aparência de pele endurecida é um indicador para o diagnóstico da esclerodermia localizada. Nas fases iniciais, é frequente aparecer em volta da mancha um círculo avermelhado, que indica inflamação na pele. Nas fases posteriores da doença, nos indivíduos de pele clara, a pele torna-se castanha e depois branca. Nos de pele escura as manchas na pele tendem a ser escurecidas. O diagnóstico é feito a partir da aparência típica da pele. A esclerodermia linear tem a aparência de uma faixa linear no braço ou na perna. O processo pode afetar o tecido sob a pele, incluindo o músculo e o osso. Às vezes, a esclerodermia linear pode afetar a face e o couro cabeludo. Os exames de sangue costumam ser normais. Na esclerodermia localizada é raro haver envolvimento significativo dos órgãos internos. Os primeiros sinais para o diagnóstico da esclerodermia sistêmica são a mudança de cor dos dedos das mãos e dos pés, juntamente com alterações de temperatura de calor para frio (Fenômeno de Raynaud) e as úlceras nas pontas dos dedos. Tanto a pele da ponta dos dedos das mãos e dos pés, quanto a do nariz costumam endurecer e ficar brilhante. Isso pode também acontecer à pele de todo o corpo. No início da doença os dedos podem inchar e as articulações ficarem dolorosas. Durante o curso da doença, os órgãos internos podem ser afetados e o prognóstico a longo prazo depende do tipo e da gravidade do envolvimento dos órgãos internos. É importante que se façam vários exames para se verificar se os órgãos internos estão afetados, apesar de não haver um exame específico de sangue para a esclerodermia. Na maioria das crianças, na fase inicial da doença, o esôfago é afetado. Isto pode causar azia, que resulta do fato do suco gástrico refluir ao esôfago. Mais tarde, pode acontecer distensão abdominal e dificuldades de digestão. É frequente os pulmões serem afetados e esse é um determinante essencial do prognóstico a longo prazo. Também é importante para o prognóstico, o envolvimento de outros órgãos como o coração e os rins.

O tratamento da esclerose sistêmica é difícil e continua sendo um desafio para o dermatologista. As terapias utilizadas têm como objetivo:

➢ Melhorar a circulação periférica - vasodilatadores e anti-agregantes;
➢ Inibir a síntese e liberação de citocinas prejudiciais - drogas imunossupressoras;
➢ Inibir ou reduzir a fibrose - agentes que reduzem a síntese de colágeno ou aumentam a produção de colagenase.

Na esclerodermia linear pode ser necessário fazer um tratamento mais intenso. Neste caso, a fisioterapia é importante. Quando a pele afetada está sobre uma articulação, é essencial manter a mobilização daquela articulação e, se for aconselhado, fazer a massagem profunda. Nos casos em que a perna é afetada, pode acontecer um comprimento desigual dela, levando à alteração da marcha com maior pressão nas costas, quadris e joelhos. Estes efeitos podem ser evitados colocando uma palmilha no sapato. As massagens das lesões, com cremes hidratantes, evitam que a pele fique endurecida. Cosméticos faciais podem ajudar a diminuir a aparência das marcas. Nos indivíduos de pele clara, a pele deverá ser protegida com filtro solar total para que a morféia (que não se bronzeia) não seja tão evidente.

Tratamento da esclerodermia localizada:
➢ Corticoides tópicos;
➢ Análogos da vitamina D (Calcitriol, Calcipotrieno);
➢ PUVA/UVA;
➢ Metotrexato.

Afecções vasculares
Acrocianose

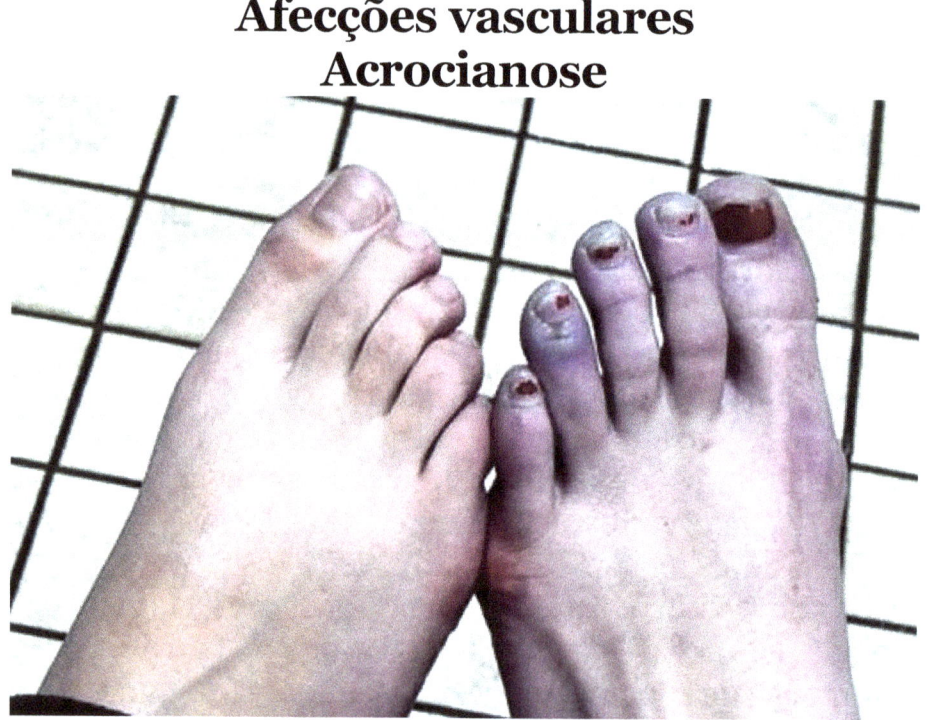

A acrocianose é condição por diminuição da luz das arteríolas, com dilatação secundária dos capilares e do plexo venoso subpapilar nas extremidades. Resulta coloração eritêmato-cianótica e sensação de frio, acompanhada, às vezes, de hiperidrose e parestesias nas áreas afetadas. O quadro é persistente, sendo discreto no verão e acentuado no inverno. É mais observado em mulheres jovens. As mãos e os pés são comumente afetados e em casos mais severos, a cianose é encontrada também nas orelhas e no nariz. A despeito da cronicidade do processo não ocorrem ulceração, atrofia ou outras alterações das extremidades. Pode associar-se eventualmente ao livedo reticular.

Nota: Angiodiscinesia é um termo conveniente para a dor nos membros inferiores ao se ficar por muito tempo de pé, caminhando ou dançando. Este parece ser um transtorno do controle postural reflexo, ou barorreceptor, da circulação, especialmente da vasculatura lábil da puberdade. Ela se acompanha frequentemente por flushing e descoloração reticulada.

Eritromelalgia

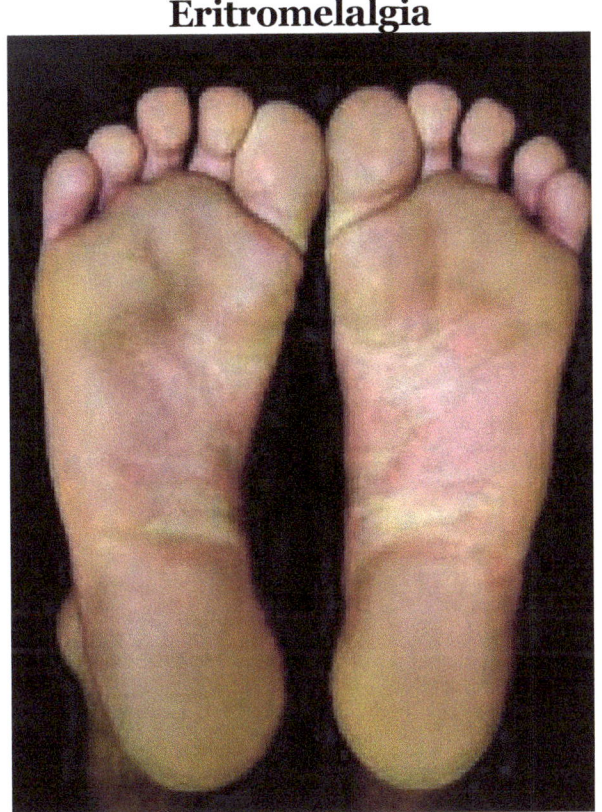

A eritromelalgia é observada particularmente nos pés de homens adultos. Pelo aquecimento dos pés, com meias ou banhos quentes, de súbito, surge nítido eritema edematoso com aumento local de temperatura, dor e, frequentemente, sudorese local. Os ataques duram desde alguns minutos até horas. O quadro é dividido à resposta vascular anômala por excitação térmica. Os sintomas ocorrem na faixa de temperatura entre 32º C e 36º C. Muitas vezes é idiopática e, eventualmente, pode constituir pródromo de doenças sistêmicas como lúpus eritematoso, esclerodermia, policitemia, artrite reumatoide, mal de Raynaud, trombocitemia, gota, alterações neurológicas. Pode ser provocado por intoxicação por metais pesados, mercúrio, arsênico, tálio.

Moléstia de Raynaud

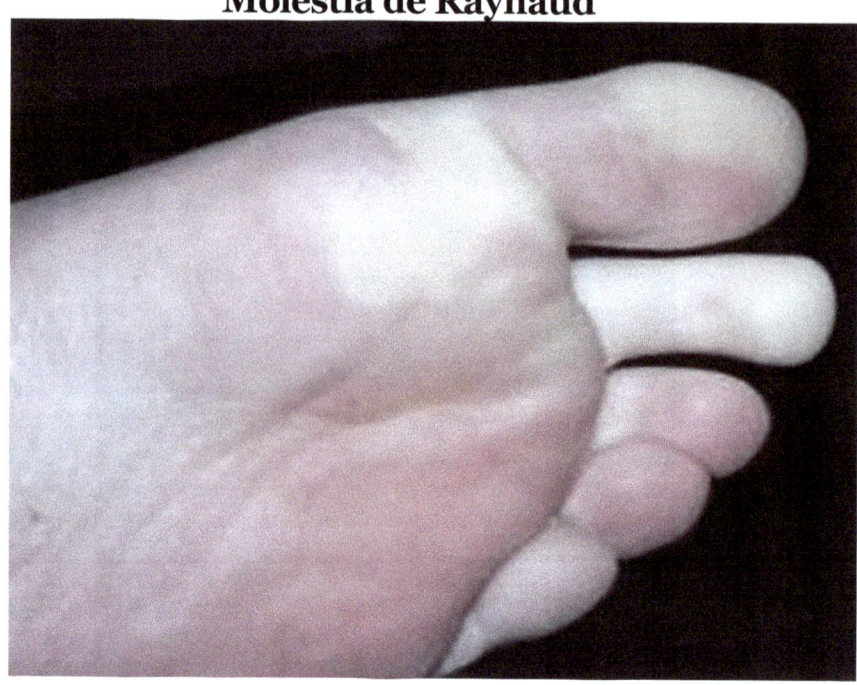

A moléstia de Raynaud afeta principalmente mulheres jovens e se caracteriza por espasmo vascular nos dedos das mãos e pés desencadeados por estímulos térmicos (frio) ou até mesmo emocionais. Quadro de aparecimento súbito, por surtos dolorosos de palidez e entorpecimento dos dedos com edema e cianose, quando cessa o espasmo vascular, surge o eritema ruborizado. Apresenta evolução crônica, com surtos repetindo-se por meses ou anos, em alguns casos podem ocorrer ulcerações por necrose cutânea superficial. Ainda que existam casos idiopáticos, a maioria constitui sintoma prodrômico de forma de esclerodermia – acroesclerose e, eventualmente, de lúpus eritematoso, dermatomiosite ou de disproteinemias com crioglobulinas, crioaglutininas e crio-hemolisinas. O fenômeno de Raynaud pode ser causado por:

- Traumas, como nos britadores, datilógrafos, pianistas.
- Trauma cirúrgico (distrofia simpático reflexa).
- Lesões compressivas, como na síndrome do túnel de carpo.
- Alterações na coluna cervical e outras.

Arteriosclerose obliterante

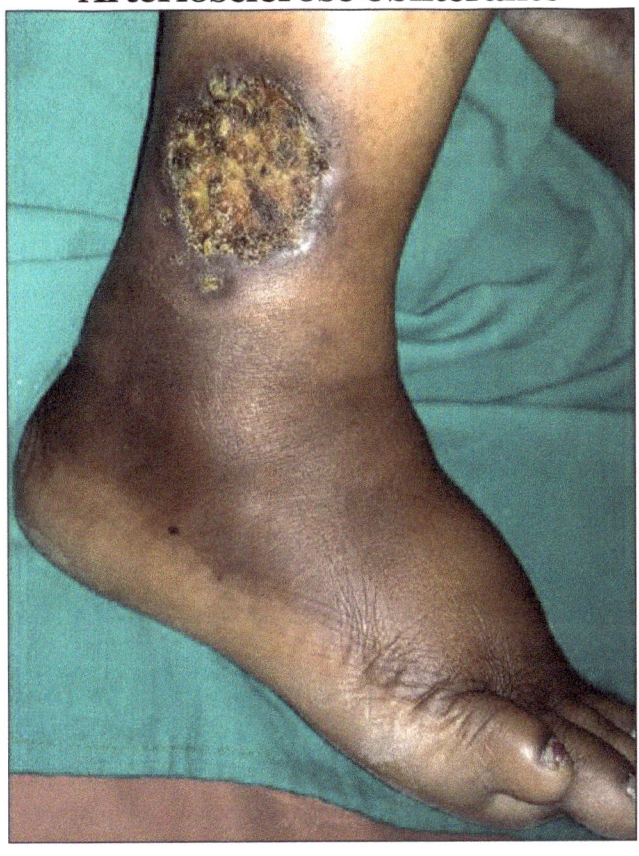

A arteriosclerose obliterante ocorre geralmente na quinta ou sexta década da vida, por progressiva obliteração da luz dos vasos dos pés e, excepcionalmente, das mãos. É frequentemente encontrada em associação com diabetes. A evolução é crônica, apresentando claudicação intermitente e, às vezes, neurite periférica e diminuição ou ausência das pulsações periféricas. A elevação da perna determina palidez com retorno mais demorado à cor anterior. Devido à isquemia, a pele mostra-se seca, escamosa e alopécica, podendo-se observar calosidades na região plantar. Os traumatismos causam ulcerações, de difícil cicatrização, localizadas geralmente nos dedos e região do calcanhar, em contraste com as úlceras de estase que se situam nos tornozelos. Quando há oclusão de vaso, surge área de gangrena que pode atingir um ou vários pododáctilos ou área maior. A região apresenta-se lívida, bem demarcada, fria, dolorosa, às vezes com borda eritematosa. Com a progressão há necrose e ulceração. No diagnóstico, além da investigação de diabetes e alterações lipídicas, radiografias das extremidades podem ser úteis revelando calcificações arteriais.

Moléstia de Buerger

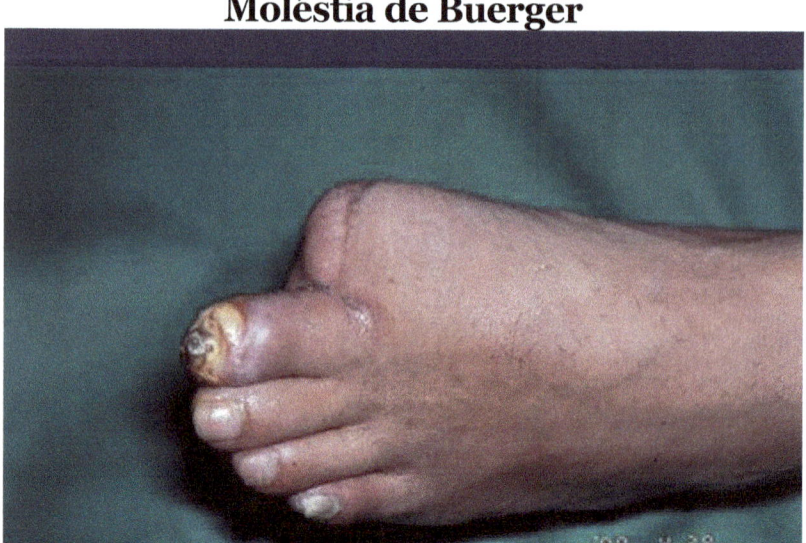

Leo Buerger, um estudante de medicina no Mount Sinai, um hospital americano para pacientes judeus, fez uma descrição famosa de jovens judeus do sexo masculino que eram grandes fumantes e que apresentavam múltiplos bloqueios arteriais periféricos. Ela é em parte uma doença inflamatória que afeta efetivamente outras raças, ambos os sexos e grupos etários mais idosos. O jovem fumante, para o qual a advertência "pare de fumar" é essencial, continua a ser a característica típica da doença. A tromboangeíte obliterante é inflamação crônica das artérias e veias das extremidades inferiores ou superiores, atingindo quase exclusivamente adultos jovens. A causa é desconhecida, sendo o fumo considerado fator desencadeante ou contribuinte. O sintoma mais comum é a claudicação intermitente, isto é, dores nos músculos dos pés e/ou das pernas, que surgem pelo andar ou exercício e desaparecem com repouso. O quadro é geralmente unilateral, com redução das pulsações na região atingida. A pele apresenta palidez e diminuição da temperatura. A evolução é crônica, por meses e anos, com períodos de quiescência. O aumento gradual da isquemia pode determinar gangrena. Frequentemente podem surgir, no decurso evolutivo, nódulos ou placas eritematosas, dolorosas, que são manifestações de tromboflebite superficial.

Tromboflebite

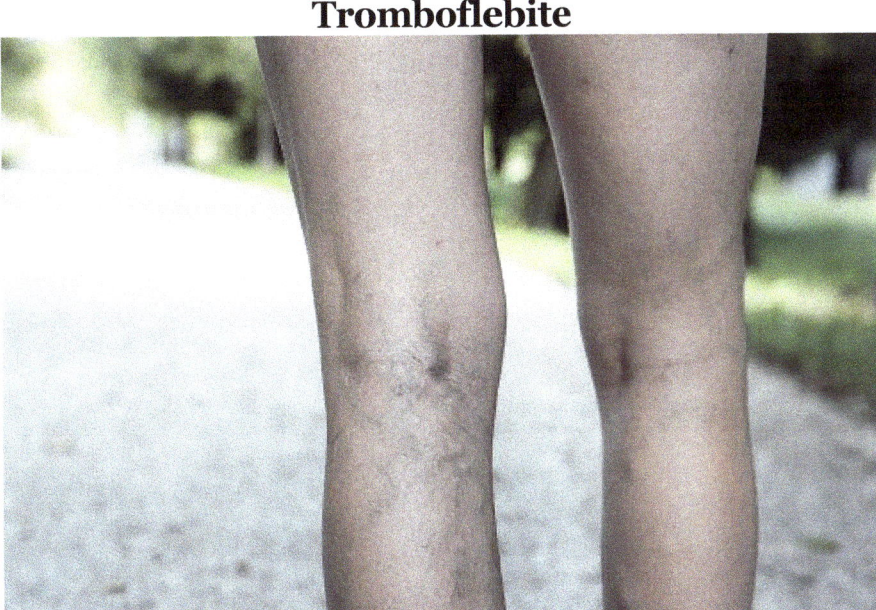

Tromboflebite é a inflamação de uma veia com formação de trombo e consequente oclusão. O quadro clínico depende da veia atingida e das complicações. Tromboflebite ocorre quase sempre nas extremidades inferiores. Quando localizada na safena e/ou nos seus ramos superficiais, caracteriza-se por lesões eritêmato-nodulares ou por cordão infiltrativo em trajeto venoso. Há dor moderada, o membro apresenta-se edemaciado e pode haver inflamação.

As causas de tromboflebite são injúrias da parede venosa, como traumas, injeções esclerosantes ou infecção por continuidade. São mais comuns as tromboflebites em veias varicosas e após partos ou cirurgias, sendo mais raras em doenças malignas e infecciosas, e na insuficiência cardíaca. São ainda fatores predisponentes as flebotromboses com tromboflebite subseqüente em estados de hipercogulabilidade, tais como os dois últimos trimestres de gravidez, terapêuticas hormonais estrogênica e progestacionais, e estados pós-operatórios.

Tromboflebite migrans é o termo dado a múltiplas tromboflebites recorrentes em diversos locais. Esse é um estado hipercoagulável, descrito pela primeira vez por Trousseau, e acompanha ou precede condições malignas de órgãos como o pâncreas, pulmão, mama, estômago ou cólon.

A primeira linha da terapia consiste em suporte à perna, manutenção do exercício e a prescrição de drogas anti-inflamatórias não esteroides. Lesões recorrentes múltiplas ou em locais fora do comum justificam uma avaliação quanto a coagulopatias. Como se enfatizou num relatório recente do Brasil, deve-se lembrar da hipótese diagnóstica de algum transtorno venoso em adultos jovens, quando houver um quadro de uma coagulopatia de baixa gravidade, ocorrendo devido a uma alteração da coagulação congênito ou adquirido, como a presença de anticardiolipina ou a deficiência de proteínas C ou S.

Vasculite nodular

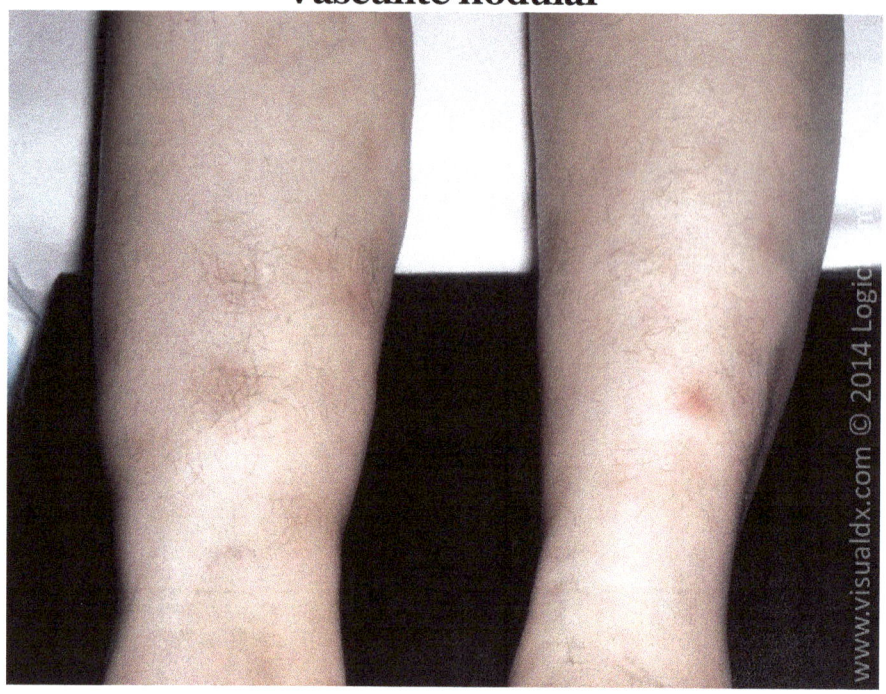

A vasculite nodular é constituída por inflamação com espessamento e obliteração em vasos das pernas. A sua etiologia é desconhecida, aventando-se a possibilidade de ser produzida por micobactérias atípicas. Caracteriza-se por placas eritêmato-nodulares nas pernas, particularmente nas panturrilhas. É crônica com fases de exacerbação, porém sem ulceração. A diagnose se faz por exclusão do eritema indurado e eritema nodoso, particularmente da lepra, e, eventualmente, de outros quadros como tromboflebite superficial migratória e periarterite nodosa. A vasculite nodular (VN) acomete principalmente mulheres de meia-idade. As pernas são predominantemente afetadas, com lesões nodulares, particularmente nas regiões póstero-laterais. Podem surgir lesões nas coxas e braços. A resolução das lesões que não ulceram costuma ocorrer no prazo de duas a seis semanas, evoluindo com cicatriz e pouca atrofia. Os nódulos surgem em intervalos regulares, durante meses ou anos. O acometimento do tecido celular subcutâneo pode apresentar-se como paniculite. Classicamente são denominados eritemas indurados de Bazin os casos de vasculite nodular que ocorrem como manifestação tipo tubercúlide.

Eritema elevado

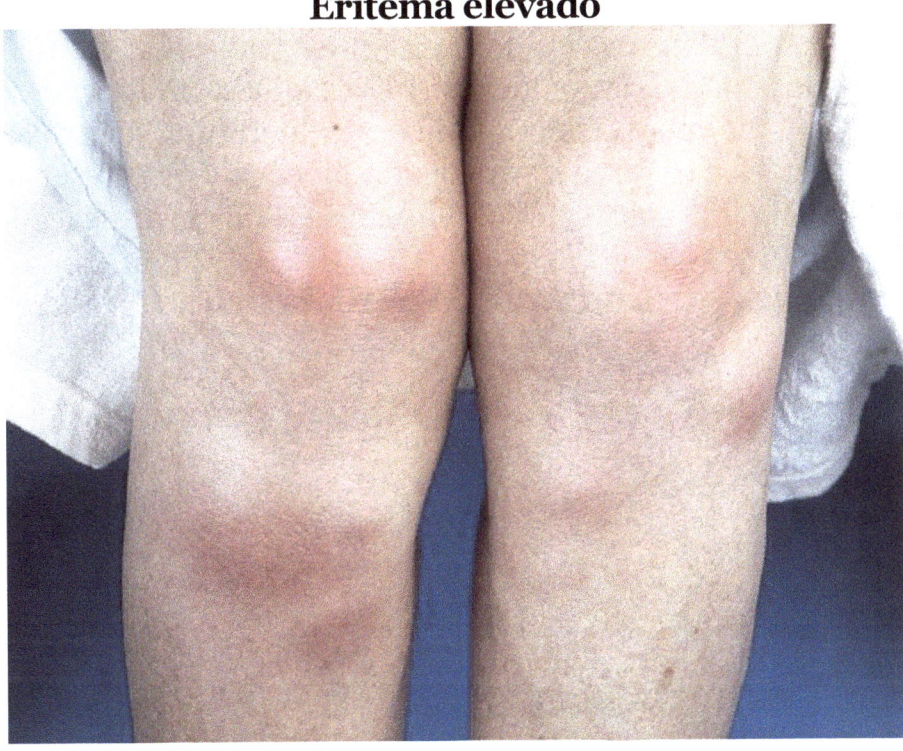

O eritema elevatum diutinum (EED) é vasculite cutânea rara que acomete principalmente adultos entre 30 e 60 anos, e não apresenta aparentemente predileção por sexo ou raça. Seus aspectos histológicos caracterizam-se pela vasculite leucocitoclástica com infiltrado de polimorfonucleares e depósito de fibrina na derme. Hutchinson descreveu a doença pela primeira vez em 1878, sendo nomeada em 1894 por Radcliffe-Crocker e Williams, e, em 1929, classificada como vasculite leucocitoclástica crônica. Sua etiologia ainda é desconhecida, sendo uma das teorias mais descritas na literatura a de que existam depósitos de imunocomplexos nos vasos dérmicos, os quais seriam decorrentes de altos níveis de anticorpos oriundos de exposição excessiva a antígenos (infecções recorrentes, principalmente por estreptococos). Lesões características foram reproduzidas após injeção intradérmica de antígeno estreptocócico. Entretanto, mesmo que exista essa associação, a etiologia do EED não pode ser atribuída unicamente a esse fator, já que existem muitos casos associados com doenças autoimunes, reumatológicas e neoplásicas. O EED tipicamente inicia com máculas ou pápulas eritêmato-violáceas, que coalescem formando placas ou nódulos. As lesões têm distribuição simétrica e predominam nas superfícies extensoras das articulações. Lesões tardias são eritêmato-acastanhadas e de consistência firme, lembrando queloides ou xantomas. Costumam ser assintomáticas, porém o paciente pode ter dor ou prurido, e manifestações extra cutâneas, como artralgia e febre, podem estar presentes. O diagnóstico diferencial deve ser realizado com a síndrome de Sweet, dermatite neutrofílica reumatoide, vasculite pustular no dorso das mãos e dermatite herpetiforme. Clinicamente, lesões antigas podem ser confundidas com xantoma tuberoso, granuloma anular, nódulos reumatoides e retículo histiocitose multicêntrica. O curso do EED tende à cronicidade, embora existam casos de involução espontânea após período que varia de cinco a 10 anos. O tratamento mais utilizado é com dapsona na dose de 50 a 150mg/dia. Outras modalidades terapêuticas citadas na literatura são as sulfapiridinas, infiltração de corticoide e corticoides tópicos de alta potência. Embora a literatura sugira associação com outras enfermidades (HIV), a raridade da doença e a presença de viés de publicação devem ser considerados limitações na investigação dos fatores associados ao EED.

Síndrome do pé diabético

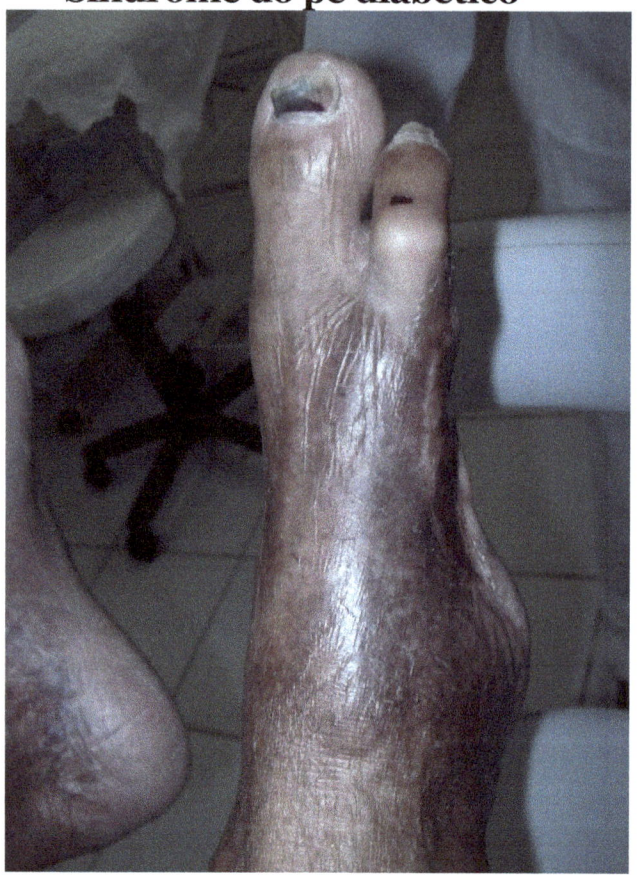

A diabetes pode causar ao longo dos anos de evolução da doença, uma perda da capacidade, principalmente, dos nervos longos das pernas à percepção de estímulos dolorosos, vibratórios e térmicos. Levando ao surgimento de lesões nas pernas e pés, sem que a pessoa perceba. O nome que se dá a este quadro é polineuropatia distal, e pode ser detectada precocemente através de exames por um enfermeiro, fisioterapeuta ou médico. Devemos orientar o diabético (a) a evitar andar descalço, sempre utilizar sapatos com solado reforçado e material macio, utilizar meias de cor clara sem costura, inspecionar dentro dos calçados antes de calçá-los, a procura de objetos pontiagudos, pequenas pedras ou meias dobradas dentro dos calçados, que podem desencadear lesões na pele e unhas e nunca utilizar bolsas de água quente nas pernas e pés. Durante o verão é aconselhável o uso de filtro solar no mínimo FPS 30 no dorso dos pés e não pisar descalço no asfalto, pisos de piscina e areia da praia quentes para evitar queimaduras. A diabetes também pode causar um retardo no processo de cicatrização de lesões na pele devido a disfunções vasculares que impedem uma adequada oxigenação dos tecidos do corpo pelo sangue, com isso, feridas na pele de diabéticos demoram mais para cicatrizar, aumentando com isso o risco de infecções quando mal manipuladas. Diabéticos devem evitar cutilar as unhas e não utilizar produtos como ácidos para remoção de calos ou o uso de materiais cortantes para desencrave de unhas, nestes casos, procurar um serviço especializado de podologia. As unhas de diabéticos também tendem a sofrer com a instalação de deficiências circulatórias, tornando-se com isso mais grossas, deformadas e propensas ao surgimento de infecções micóticas, ou seja, infecções causadas por fungos tanto nas unhas quanto na pele, principalmente nos espaços interdigitais. Os pés devem ser mantidos com uma higiene adequada: limpos dentro de calçados confortáveis, deve-se secar adequadamente entre os dedos para evitar excesso de umidade após o banho, alternar o uso de meias de algodão para uma absorção eficiente do suor, unhas tratadas e aparadas corretamente por profissional especializado. A diabetes também propicia o ressecamento da pele, pois a neuropatia interfere também na produção de suor pelas glândulas sudoríparas, sendo assim, é aconselhável o uso de um produto hidratante específico para a região dos pés à noite, evitando-se o uso entre os dedos, para manter a pele sempre hidratada e livre de fissuras (rachaduras), que em diabéticos podem se transformar rapidamente em porta de entrada para infecções ou lesões de difícil cicatrização. Esse problema comum, de incidência crescente e de âmbito mundial foi tema de muitas revisões. No Brasil, o movimento no sentido de levar uma outra causa de ulceração neuropática, a hanseníase, para o cuidado dos serviços de saúde públicos, levou a um plano liderado pelo governo para o tratamento de ambas as condições. O risco em toda a vida de um diabético de apresentar uma úlcera no pé é de aproximadamente 15%. De 15% a 27% de todas as úlceras, acarretam a remoção do osso e, nos Estados Unidos, 0,5% das pessoas portadoras de diabetes precisam ser amputadas. A amputação é uma indicação da gravidade da doença, mas depende muito do acesso do paciente a um tratamento bom e imediato. No diabetes mellitus as úlceras são muito suscetíveis à infecção profunda, e a terapia intravenosa geralmente é necessária para seu controle. É necessário retirar-se a pressão sobre a úlcera e obter a concordância do paciente quanto ao uso de órteses desajeitadas é uma habilidade essencial para a equipe. Tanto a hipertensão como o diabetes mellitus se associa à disfunção microvascular e de grandes vasos. Há hipertensão capilar em ambos os transtornos e, além disso, há redução do número de capilares, alterando o efeito do tamponamento periférico do débito cardíaco elevado na hipertensão. Os shunts arteriovenosos contribuem para um estado de perfusão em demasia, que prejudica o suprimento sanguíneo nutricional e deixa a epiderme hipoperfundida e incapaz de responder às necessidades aumentadas de oxigênio ao sofrerem reparos. Essa hipoperfusão aumenta a vulnerabilidade da pele à pressão, em especial quando a hiperemia reflexa também está alterada. A pesquisa de causas focaliza atualmente produtos terminais de glicosilação avançada e o estresse oxidativo. O quadro clínico é basicamente de dois tipos: 40% neuropático e 45% neuro isquêmico. O pé neuropático é quente, com pulsos palpáveis, pele seca e ulceração plantar com um calo circundante. O pé neuro isquêmico é frio e rosado, com ausência de pulso e ulceração em torno das bordas do pé. A dor da isquemia pode ser amortecida pela neuropatia. A maior parte dos danos iniciais se deve aos calçados usados. O acúmulo de calosidades aumenta pressão e torna necessária sua remoção regular. A inspeção diária do pé e o aconselhamento quanto ao cuidado do pé são essenciais; nem sempre isso é proporcionado por dermatologistas ocupados. Esta é uma boa razão para se incluir na equipe enfermeiras e podólogas experientes, paga com os recursos economizados pela redução do número de pacientes necessitando de amputação. A investigação das neuropatias deve incluir a percepção de vibrações no ápice do hálux e picadas de alfinete no dorso do hálux. Deve-se testar tanto a sensação de temperatura no dorso do pé como, com o uso de um martelo de reflexos, o reflexo aquiliano. O tratamento deve incluir o controle da glicemia para bem próximo daquilo preconizado pelos órgãos de saúde.

Granulomas

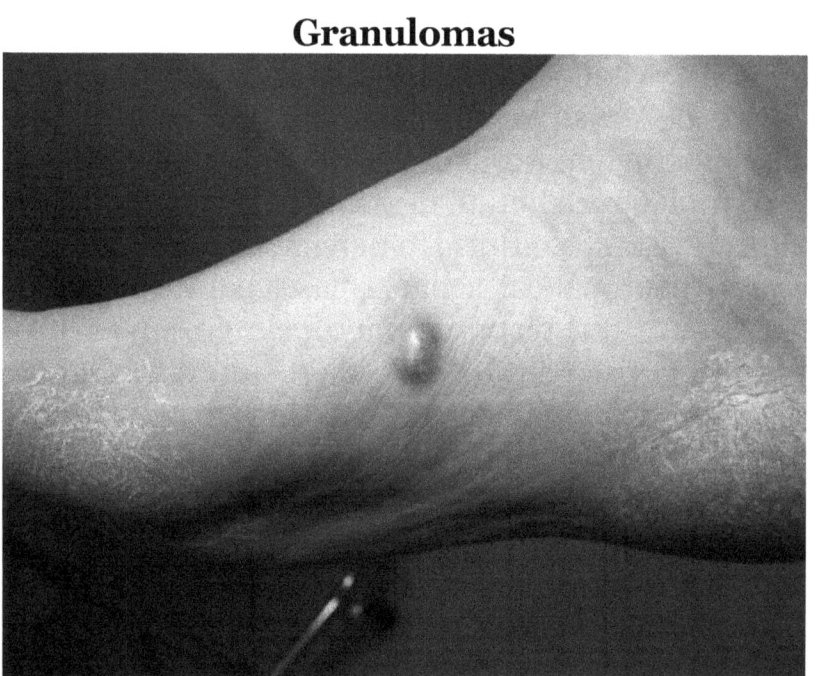

A inflamação granulomatosa é um tipo distinto de reação inflamatória crônica na qual o tipo celular predominante é um macrófago ativado aparentando ser uma célula epitelial: célula epitelióide. O granuloma é encontrado num grupo relativamente pequeno de doenças infecciosas e autoimunes, sendo definido como uma área focal de inflamação granulomatosa. Consiste em um agregado microscópico de células epitelióides rodeadas por um colar de linfócitos e eventualmente alguns plasmócitos. Sua gênese está fortemente relacionada a processos imunes e suas células apresentam, nas preparações de rotina, um citoplasma rosa-pálido, com grânulos, que aparenta se fundir com o citoplasma das células vizinhas. O núcleo é oval ou alongado, menos denso que o de um linfócito e pode apresentar dobras na membrana nuclear. Granulomas de idade "avançada" desenvolvem uma cápsula formada por fibroblastos e tecido conectivo. Frequentemente, as células epitelióides se fundem umas com as outras, constituindo as células gigantes. Essas células gigantes, que chegam a atingir 40 ou 50 mm de diâmetro, são constituídas por uma grande massa citoplasmática contendo 20 ou mais pequenos núcleos arranjados perifericamente (células de Langhans) ou de maneira desordenada (célula gigante de corpo estranho).

Granuloma anular

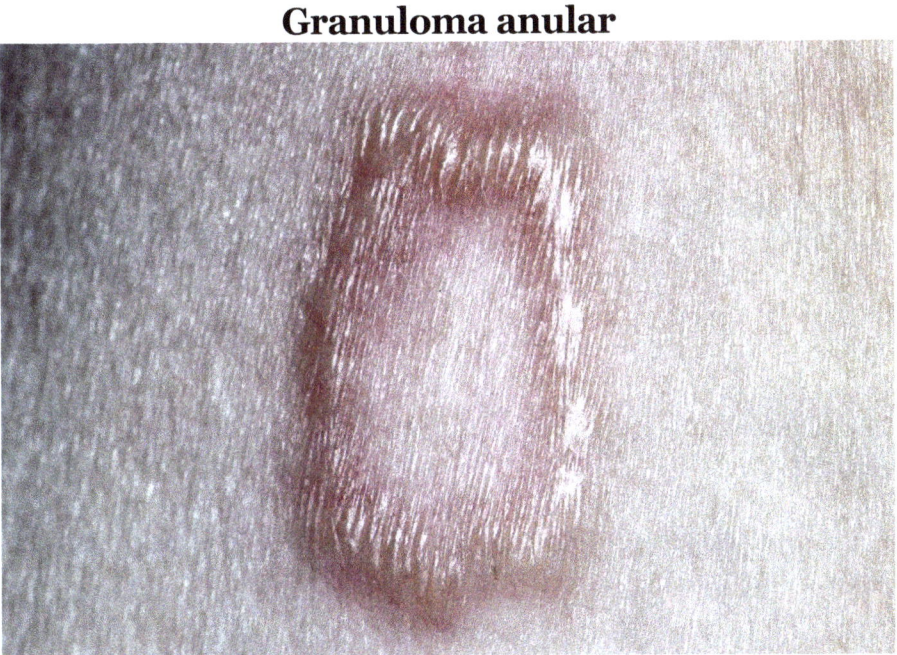

Doença inflamatória, de causa desconhecida, que leva à degeneração do tecido colágeno. Acredita-se que pode ser devida a uma reação imune do organismo a diversos agentes. É mais frequente em crianças e mulheres jovens e pode estar relacionada ao diabetes, principalmente no caso de lesões disseminadas. Caracteriza-se por elementos pápulo-nodulares, da cor da pele ou rosados, que tendem a se agrupar formando anéis ou arcos de círculos. Nem sempre o aspecto é em anel, as lesões podem aparecer como pequenos pontos elevados. Em alguns casos elas se disseminam por todo o corpo. As localizações mais frequentes são o dorso das mãos e dos pés, mas pode atingir qualquer região. É raro ocorrerem sintomas associados, podendo haver prurido (coceira) discreto. O diagnóstico pode ser confirmado pela biópsia. Um fenômeno interessante é que a lesão biopsiada pode sofrer regressão espontânea após o procedimento.

Granulomas de corpo estranho

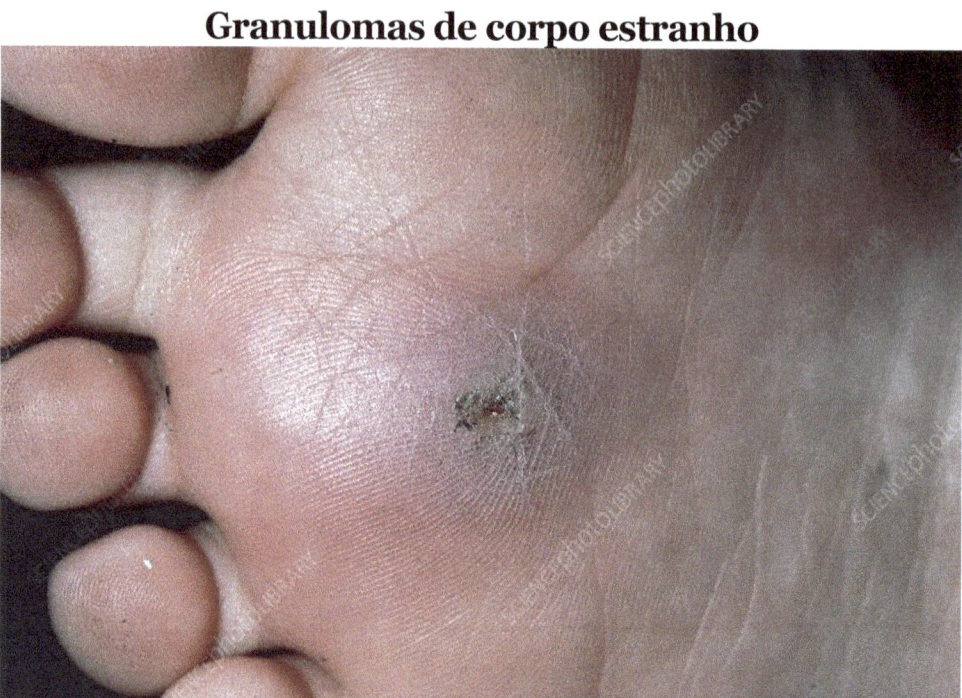

Proteínas e substâncias estranhas podem ocasionar reações inflamatórias na pele, caracterizadas por pápulas, nódulos ou tumorações. Picadas de insetos podem causar lesões pápulo-nodulares, usualmente pruriginosas e que histopatologicamente podem apresentar infiltrados granulomatosos. Granulomas de corpo estranho são encontrados em torno de suturas e na introdução na pele de óleos, sílica, silicone, zircônio, berílio, amido e corantes.

Sílica: ferimentos eventualmente impregnados com partículas de terra contendo sílica ou com vidro podem, após meses ou anos, apresentar na área cicatricial pápulas ou nódulos, por reação de corpo estranho.

Infecções bacterianas em geral
Erisipela – celulites

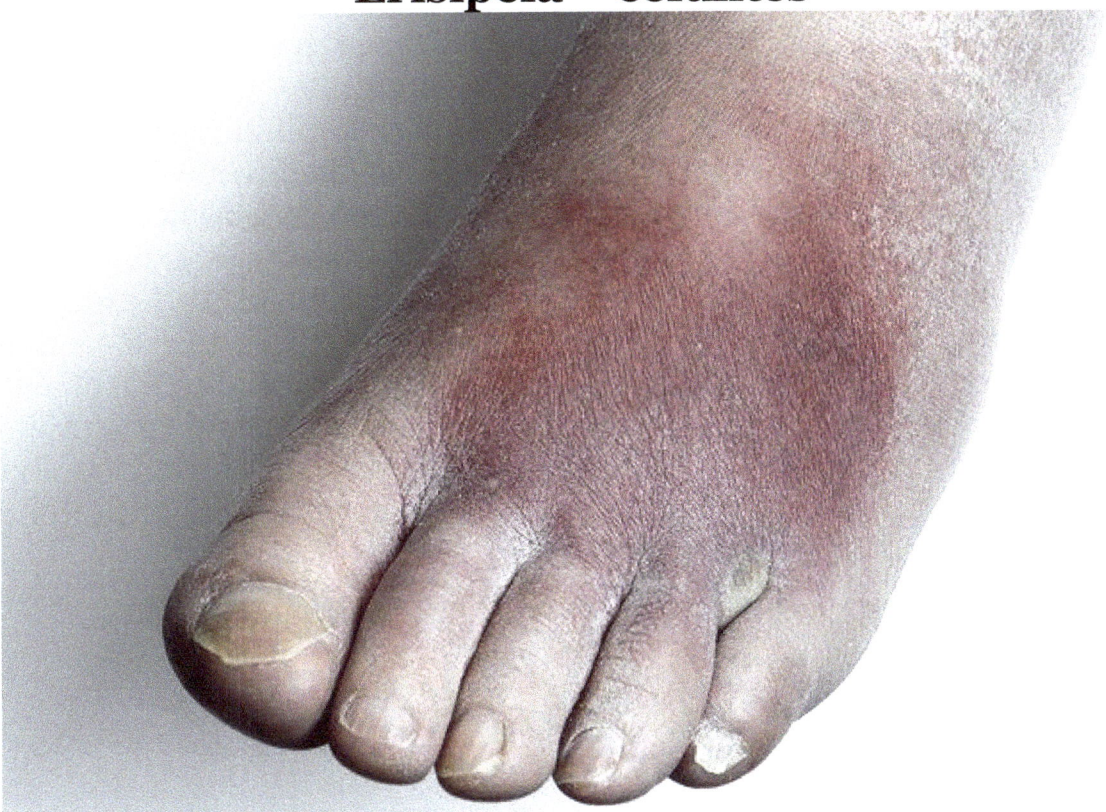

A erisipela é forma de celulite superficial, estreptocócica, ocorrendo habitualmente na face e nos membros. É infecção universal, não tendo prevalência maior em determinado grupo etário. A penetração de estreptococo na pele ocorre por soluções de continuidade dela. A instalação e evolução do processo são rápida, acompanhada de sintomas e sinais gerais de infecção. A área comprometida é eritematosa, edemaciada, quente e dolorosa. Podem existir bolhas – erisipela bolhosa. A zona afetada apresenta borda nítida, a qual vai avançando com a progressão da moléstia. Existe adenite satélite à região comprometida. Pode haver surtos repetidos de erisipela numa mesma região – erisipela recidivante. O linfedema ou mesmo a elefantíase podem ocorrer como consequência dos surtos recidivantes. Nas celulites, o processo é semelhante ao da erisipela, sendo, porém, mais profundo. É comum observar-se linfangite. Como consequência das celulites podem advir supurações profundas e septicemia.

O diagnóstico é feito apenas pelo exame clínico, analisando os sinais e sintomas apresentados pelo paciente. Não há necessidade de nenhum exame de sangue ou de outro exame especial da circulação, a não ser para acompanhar a evolução do paciente. Quando o paciente é tratado logo no início da doença, as complicações não são tão evidentes ou graves. No entanto, os casos não tratados a tempo podem progredir com abscessos, ulcerações (feridas) superficiais ou profundas e trombose de veias.

A sequela mais comum é o linfedema, que é o edema persistente e duro (não forma uma depressão na pele quando submetido à compressão com os dedos), localizado principalmente na perna e no tornozelo, resultante dos surtos repetidos de erisipela. É muito importante verificar a "porta de entrada" por onde deve ter penetrado a bactéria. As mais frequentes são tinea pedis, úlceras, eczemas, psoríase e traumatismo local. Relatos demonstram que, muitas vezes, perturbações circulatórias locais, diabetes, alcoolismo e imunodeficiência são os principais fatores predisponentes da erisipela. O antibiótico de escolha para o tratamento da crise de erisipela é a penicilina. Utiliza-se a penicilina procaína, intramuscular, de 12 em 12 horas por 10 dias. Nos casos mais graves, podemos usar a penicilina cristalina, na dose de 50 mil a 100 mil unidades/Kg/dia, por via endovenosa, de 4 em 4 horas. Nos casos de alergia de alergia à penicilina, usam-se os macrolídeos como a eritromicina ou clindamicina. Para prevenir ou evitar a recorrência da erisipela, administramos a penicilina benzatina de 21 em 21 dias, durante 1 a 2 anos, ou de forma contínua nos casos de alta recorrência. Terapia anticoagulante deve ser considerada se existe tromboflebite associada. Recorrência após tratamento antibiótico ocorre em 18% a 30% dos casos.

Eritrasma

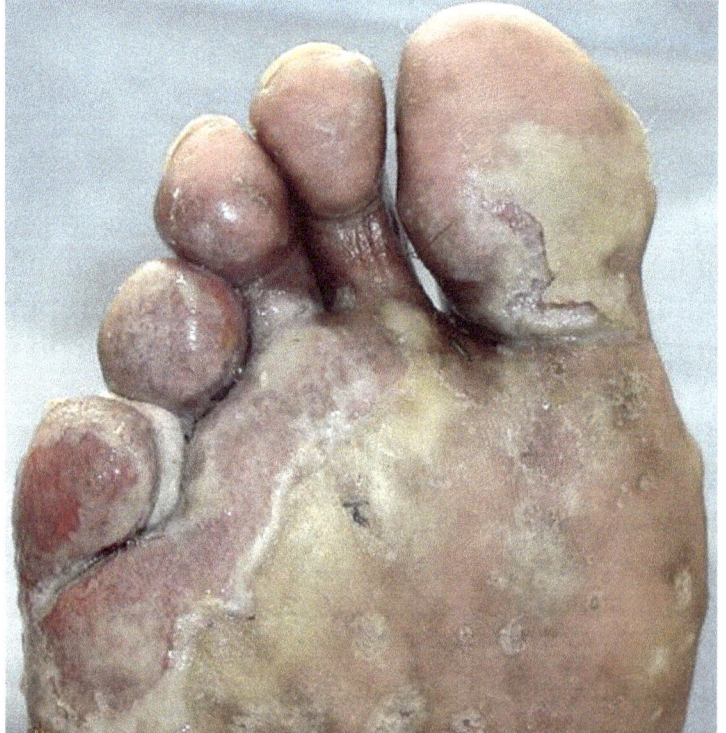

Moléstia de incidência universal, causada por uma bactéria denominada Corynebacterium Minutissimum, é mais frequente em países de clima quente e úmido. Ocorre em homens e mulheres, com ligeira preferência pelo sexo masculino, sendo excepcional na infância. Ocorrem manchas castanhas ou marrons descamativas de bordas bem delimitadas que nas fases iniciais apresentam coloração avermelhada. É característica a localização das lesões em zonas intertriginosas, principalmente nas regiões axilares ou ínguino-crurais e nos espaços interdigitais dos pés. Em alguns casos, as lesões não se limitam às zonas intertriginosas apresentando-se também nas paredes torácica e abdominal. Essas lesões devem ser distinguidas da dermatite seborreica e da tinha crural. A associação de eritrasma com diabetes é referida. Os médicos podem facilmente diagnosticar um eritrasma porque o Corynebacterium apresenta um brilho característico vermelho-coral sob luz ultravioleta. Um antibiótico, como a eritromicina ou a tetraciclina, por via oral, pode eliminar a infecção. Os sabões antibacterianos também podem ser úteis. O eritrasma pode recidivar entre 6 e 12 meses mais tarde, sendo então necessário um segundo tratamento. O tratamento é feito com eritromicina tópica ou sistêmica 250 mg, quatro vezes ao dia por 14 dias. Também são usados topicamente a clindamicina, o ácido fusídico, o peróxido de benzoíla e o miconazol.

Infecções por pseudomonas aeruginosa

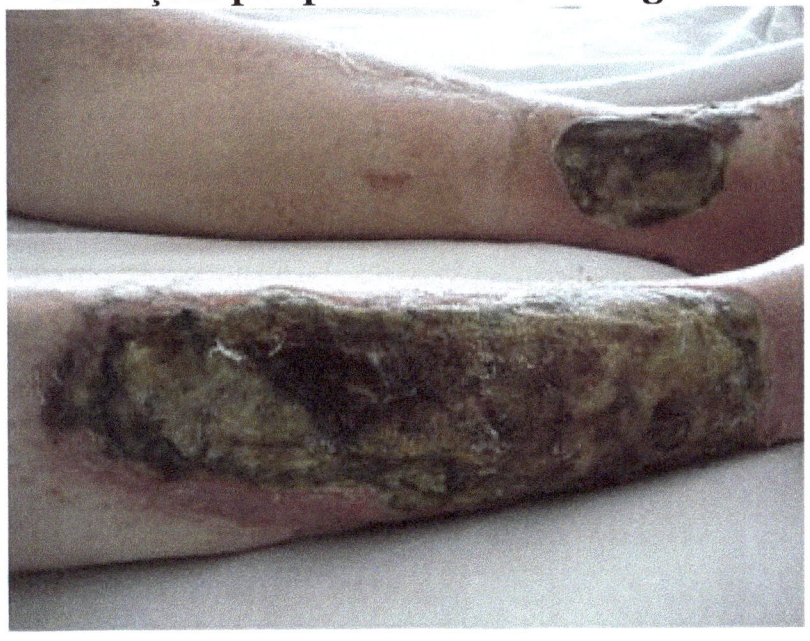

As infecções pela Pseudomonas Aeruginosa são atualmente muito frequentes. Com ampla distribuição na natureza o bacilo piociânico é também um saprófita da pele humana e por este fato constitui um dos principais responsáveis pelas infecções hospitalares, quando encontra condições favoráveis para o seu crescimento e disseminação. Determina infecções auditivas, respiratórias, urinárias, digestivas, nervosas e septicemias. As infecções cutâneas da P. Aeruginosa são caracterizadas por pus esverdeado, espesso, com odor de uva fétido. Há grande polimorfismo como ulcerações, abscessos, área de necrose ou esfacelo e unhas esverdeadas. O bacilo é resistente a um grande número de antibióticos.

Pseudomonas aeruginosa permanece como um dos mais prevalentes agentes de infecções hospitalares em todo o mundo. A despeito dos avanços tecnológicos em relação ao desenvolvimento de drogas de maior potência antibacteriana, suas características naturais de resistência a mantém em papel de destaque referente às dificuldades terapêuticas. A microbiologia tem contribuído ao entendimento epidemiológico desses eventos ao identificar a origem clonal das bactérias, permitindo correlacionar eventuais fatores, como: colonização e infecção, contaminação ambiental e colonização, mudança do padrão de sensibilidade antimicrobiana, além de outros. Esses conhecimentos propiciam um melhor equacionamento de medidas de controle de infecção hospitalar.

Úlcera tropical

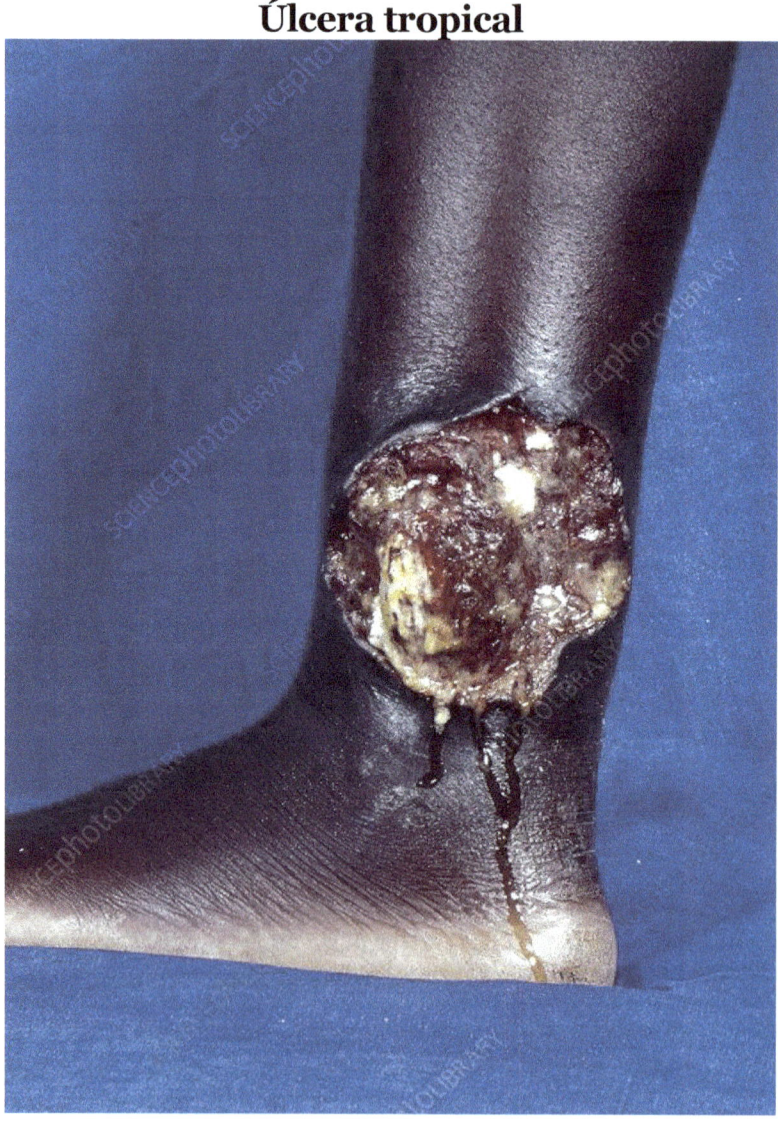

É vista principalmente nos membros inferiores de subnutridos sujeitos a más condições higiênicas. Normalmente, é causada pela Borrelia vincenti e pelo Fusobacterium fusiformis. Observam-se lesões ulcerosas secretantes de até 10 cm de diâmetro nas pernas de indivíduos jovens.

Erisipelóide

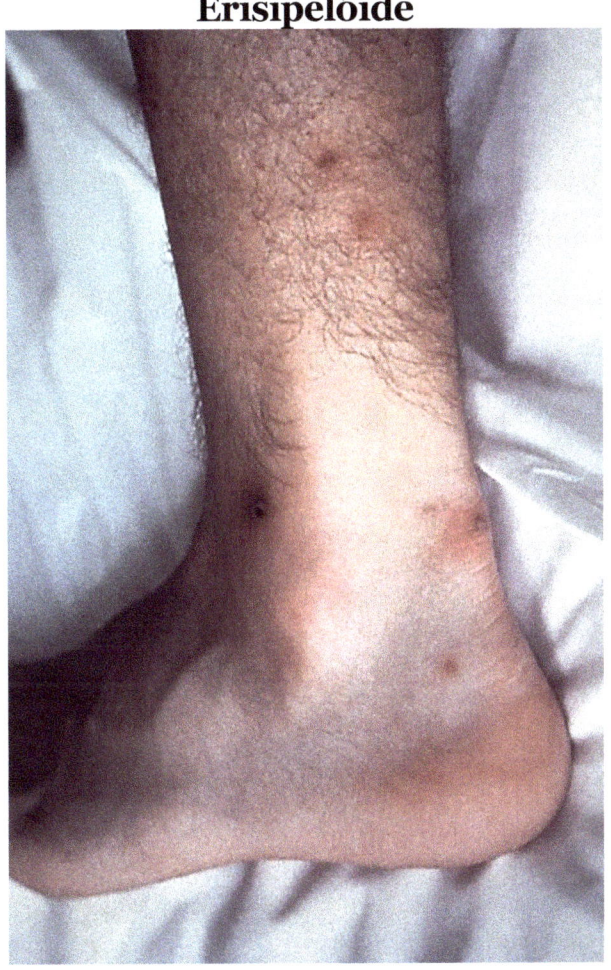

Celulite aguda, causada pelo bacilo gram positivo Erysipelothrix rhusiopathiae, que atinge a pele traumatizada dos dedos das mãos de donas de casa, açougueiros e pescadores. Embora raro, o Erysipelothrix rhusiopathiae pode determinar septicemia e endocardite. O reservatório deste bacilo é o porco doméstico, sendo o tratamento feito com penicilina, eritromicina, cefalosporina ou fluoroquinolonas.

Ceratólise puntuada ou plantar sulcada

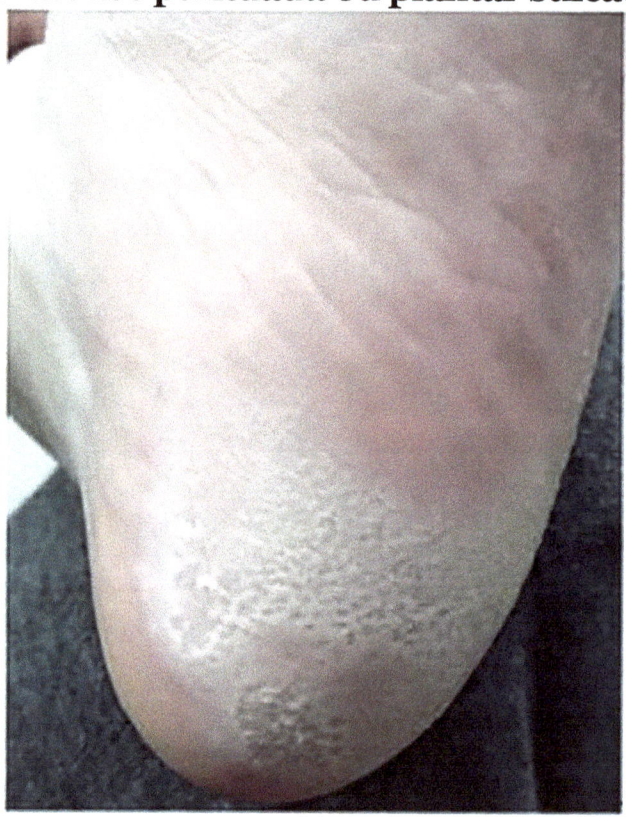

Infecção superficial que atinge a região plantar, as faces laterais dos dedos dos pés, e ocasionalmente as palmas das mãos. Resulta da ação sobre a camada córnea do Micrococcus sedentarius. Hoje há menores evidências da ação de espécies de Corynebacterium e do actinomiceto Dermatophilus congolensis. Caracteriza-se por numerosas erosões circulares, crateriformes, que coalescem, formando placas eritematosas ou violáceas de formas irregulares e tamanhos variados. A hiperidrose está geralmente presente com maceração e mau odor. Nos espaços interdigitais pode ocorrer com a associação de tinea pedis e eritrasma. O tratamento é feito pelo controle da hiperidrose, até mesmo com a toxina botulínica, associada ao uso de tópicos como eritromicina, miconazol ou gel de peróxido de benzoíla a 5%.

Micoses superficiais

Compreendem grupos de afecções causadas por fungos, limitadas às camadas queratinizadas ou semiqueratinizadas da pele ou localizadas na sua superfície. O primeiro grupo constitui as dermatofitoses, afecções produzidas por vários gêneros de parasitas, denominados em conjunto dermatófitos, que utilizam a queratina como fonte de subsistência e, por esta razão, parasitam as porções queratinizadas ou semiqueratinizadas da epiderme, pêlos e unhas. No segundo grupo incluem-se moléstias causadas por fungos sem afinidade micológica ou clínica. Como não possuem poder queratolítico, vivem sobre a pele penetrando nos interstícios da camada córnea ou em redor dos pêlos. Utilizam como fontes de manutenção restos epiteliais ou produtos de excreção e assim não são considerados parasitos, mas saprófitos ou comensais.

Desenvolvem alterações apenas na camada mais superficial do estrato córneo e não induz, na maioria das vezes, qualquer resposta inflamatória no hospedeiro.

Dentre as principais doenças e agentes etiológicos destacam-se:
- Pitiríase versicolor – Malassezia furfur
- Piedra negra – Piedraia hortae
- Piedra branca – Trichosporon beiguele.

Dermatofitoses

São produzidos por dermatófitos, fungos dos gêneros: Microsporum, Trichophyton e Epidermophyton, são exclusivos da espécie humana (antropofílicos), próprios de animais domésticos ou silvestres (zoofílicos) ou vivem no solo (geofílicos). As lesões decorrem da presença do próprio fungo ou em virtude da reação da sensibilidade específica ao agente causal ou a seus produtos, as dermatofitides. Os fungos denominados de dermatófitos são fungos filamentosos, hialinos, septados, algumas vezes artroconidiados, queratinofílicos, passíveis de colonizar e causar lesões clínicas em pêlos e/ou estrato córneo de homens e animais. Os aspectos clínicos das lesões dermatofíticas são bastante variados e resultam da combinação de destruição da queratina associada a uma resposta inflamatória, mais ou menos intensa, na dependência do binômio parasito/hospedeiro. Na classificação clínica das dermatofitoses são utilizadas as denominações Tinea seguidas do sítio anatômico das lesões, exemplo: Tinea capitis (couro cabeludo).

Descrição das principais dermatofitoses e seus agentes mais frequentes:
- Tinea pedis (tinha do pé): T. rubrum, T. mentagrophytes, E.floccosum
- Tinea ungueum (tinha da unha, onicomicose): T. rubrum, T. mentagrophytes
- Tinea corporis, Tinea circinada (tinha de pele glabra): T. rubrum, T.mentagrophytes, M. canis
- Tinea barbae (tinha da barba): T. verrucosum, M. canis, T. violaceum
- Tinea cruris (tinha da região inguino-crural): T. rubrum, E. Floccosum
- Tinea fávica (tinha alopeciante): T. schoenleinni
- Tinea capitis (tinha do couro cabeludo) endotrix: T. mentagrophytes, T. violaceum, T. tonsurans – ectotrix: M. canis, M. gypseum.

Obs.: endotrix: parasitismo no interior dos pêlos – ectotrix: parasitismo fora do pêlo.

Tinha do pé e da mão

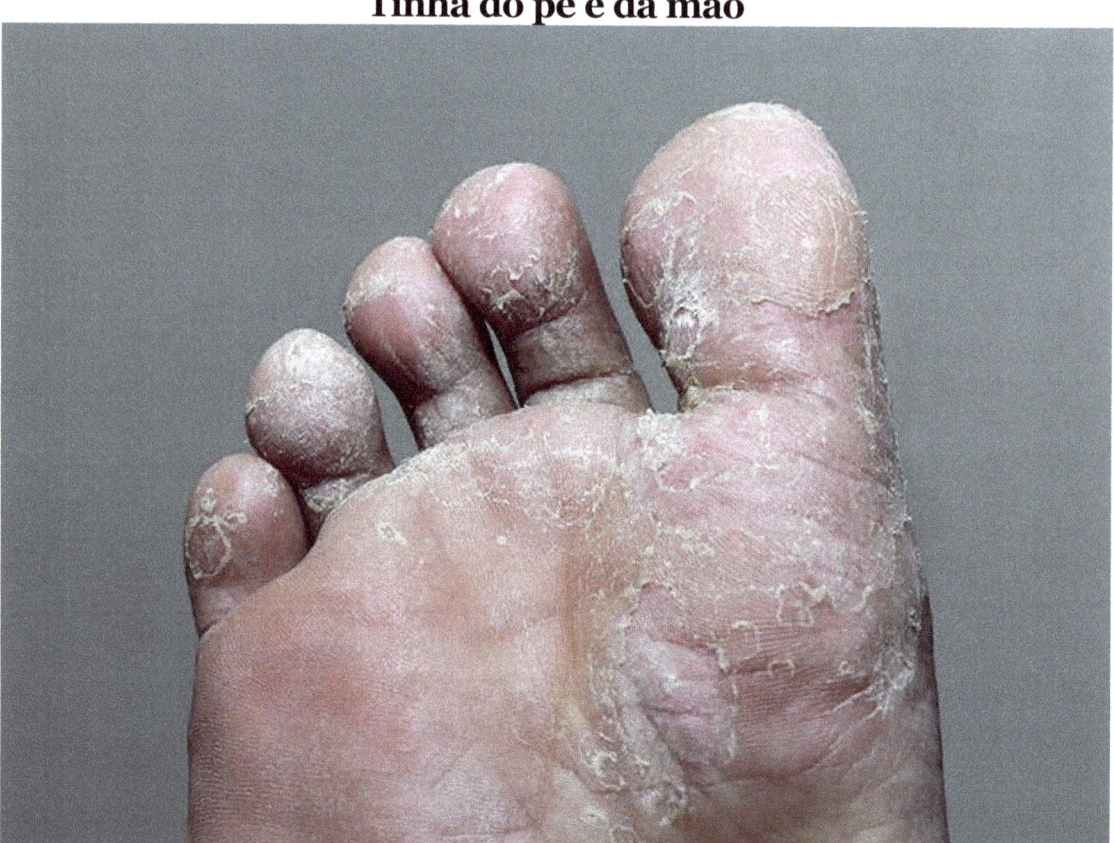

A tinha dos pés é bastante comum e das mãos pouco frequente. Nas mãos encontram-se mais comumente processos decorrentes de hipersensibilidade a foco situado em outro local, são as dermatofítides. Os agentes mais frequentes são o Trichophyton Rubrum, Trichophyton Mentagrophytes e Epidermophyton Floccosum. É mais comum no adulto, embora se tenha notado aumento na infância, nos últimos anos, provavelmente pelo uso de tênis e meias grossas e sintéticas que aumentam a sudorese e a maceração dos pés.

➢ Forma intertriginosa: apresenta descamação e maceração da pele dos espaços interdigitais, podendo ocorrer fissuração e prurido. Além dos dermatófitos, a cândida albicans e o corynebacterium minutissimum também podem ocasionar esse processo. É uma forma que pode evoluir com infecção secundária, pois é uma importante porta de entrada para bactérias que podem progredir para erisipela. O seu controle é muito importante nos indivíduos imunocomprometidos, como os pacientes com diabetes mellitus.

➢ Tipo vésico bolhoso: ocorre, geralmente, em associação com a forma anterior. É um tipo agudo constituído por lesões vesico-bolhosas. Complica-se frequentemente por infecção bacteriana.

➢ Tipo escamoso: de evolução crônica, apresenta lesões escamosas, geralmente pruriginosas. A reação inflamatória é discreta e, frequentemente, há onicomicose acompanhando o quadro.

O diagnóstico diferencial de tinha dos pés deve ser feito com hiperidrose, pois a sudorese profusa aumenta a maceração difusa da epiderme, que se apresenta úmida e amarelada. As lesões eritematoescamosas devem ser diferenciadas das dermatites eczematosas secas. Nas formas agudas vesico bolhosas, a distinção deve ser feita com as dermatites de contato e com a disidrose. As sifilídes plantares eritematoescamosas também devem ser consideradas. Nas formas interdigitais, às vezes, torna-se difícil diferenciar as lesões da tinha das causadas por Cândida. O exame micológico sempre deve ser realizado e as reações sorológicas para sífilis, apenas quando persistir a dúvida.

O tratamento tópico da tinha dos pés é realizado, na fase aguda, com o emprego de compressas antissépticas, aplicando-se, posteriormente, antimicóticos locais, por quatro a seis semanas. A terapia sistêmica pode ser necessária nos casos extensos e/ou rebeldes aos antifúngicos tópicos.

Dermatofítides ou mícides

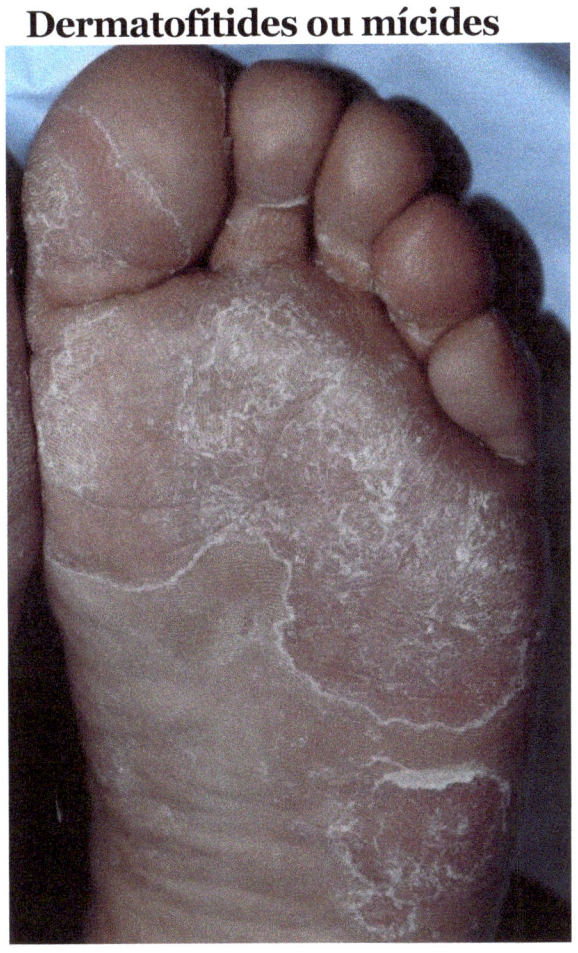

Dermatofítides são lesões originárias de hipersensibilidade a fungos e seus produtos que aparecem à distância do foco de infecção. Lesões vesiculosas ou bolhosas nas palmas das mãos e faces laterais dos dedos ou lesões pápulo-foliculares no tronco e no pescoço. As primeiras correspondem, quase sempre, focos situados nos pés e às segundas, focos do couro cabeludo.

As tinhas do pé, principalmente as mais inflamatórias, podem vir acompanhadas de vesículas intensamente pruriginosas nas palmas e plantas e que desaparecem com o tratamento. O diagnóstico diferencial deve ser feito com outras causas de disidrose.

A diagnose clínica é confirmada pelos seguintes dados de laboratório:

a) Demonstração de infecção ativa pela presença do fungo, isto é, o exame micológico é positivo no foco;

b) Exame micológico negativo na lesão de dermatofítide;

c) Demonstração da hipersensibilidade pela positividade da prova da tricofitina.

As dermatofítides, mícides ou ides, constituem expressão de reações de hipersensibilidade à distância do foco de infecção, aos fungos ou a seus produtos. De acordo com o gênero de dermatófito envolvido, recebem o nome de tricofítides, microspórides ou epidermofítides. A existência de hipersensibilidade pode ser demonstrada pela positividade da reação intradérmica, realizada com o antígeno específico de cada fungo. As lesões das mícides não são próprias para cada fungo, assim sendo, seu aspecto não possibilita a identificação do agente causal.

A terapêutica da dermatofítide é realizada pelo próprio tratamento da micose que a provocou. Quando as manifestações de hipersensibilidade são muito intensas se deve recorrer também ao uso de corticosteroides, aplicados topicamente e/ou administrados por via oral.

Tinha negra

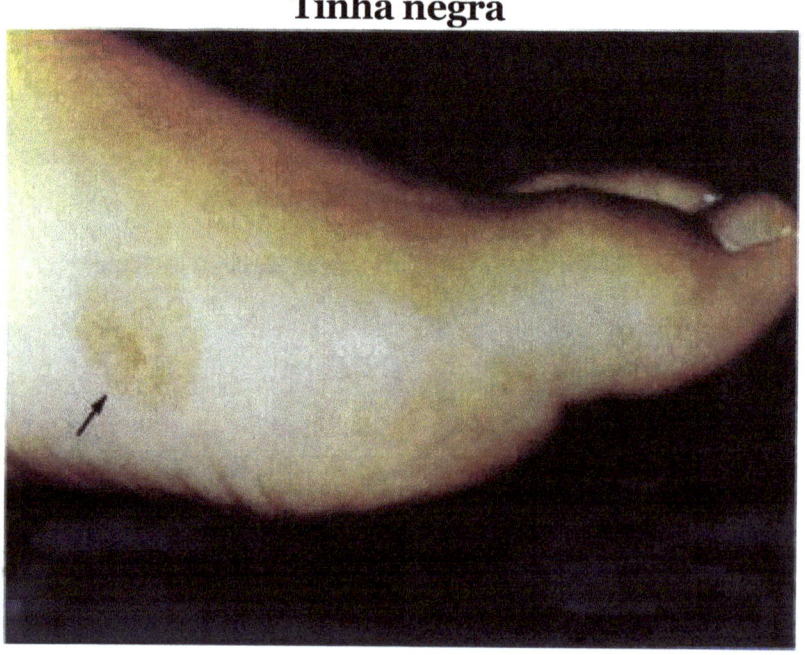

Dermatomicose rara, encontrada principalmente na América do Sul, apresenta-se como manchas pretas ou escuras na palma das mãos ou bordas dos dedos. Há casos de localização plantar. É uma infecção fúngica, assintomática e benigna, que acomete a camada córnea, causada por um fungo demáceo, Hortaea werneckii (Exophiala werneckii, Phaeoannellomyces werneckii). Este é um fungo filamentoso preto encontrado principalmente na América do Sul, em regiões de clima úmido. Atinge todas as idades, sendo o sexo feminino mais suscetível à doença. A infecção regride facilmente com uso de antifúngicos locais. É importante não confundir com melanoma. Alguns casos na Venezuela foram produzidos por Stenella araguata, com idênticas manifestações clínicas. É conhecida também como feohifomicose superficial. Apresenta maior incidência nas regiões intertropicais das Américas, incluindo o Brasil. Solos com alto teor de salinidade, como os das praias, constituem o nicho ecológico do fungo, onde o indivíduo é inoculado, talvez através de pequenas abrasões cutâneas. Os pacientes em geral apresentam hiperidrose palmo plantar. Pela evaporação intermitente do suor, resultam condições propícias ao desenvolvimento do fungo. Observam-se máculas pardacentas ou pardo-negras, de limites precisos, sem descamação perceptível. Em geral trata-se de lesão única na palma da mão ou planta do pé, excepcionalmente múltiplas ou localizadas em outras áreas, como no pescoço, dorso ou pênis. O diagnóstico diferencial inclui nevo melanocítico, melanoma e pigmentação exógena. O diagnóstico confirma-se pelo encontro de hifas demáceas septadas ao exame direto, que pode ser realizado tanto em escamas clarificadas pelo KOH como através do método da fita gomada. A cultura é de fácil execução, entretanto desnecessária para fins práticos. O tratamento consiste em antimicóticos tópicos e agentes ceratolíticos são sempre efetivos.

Candidíases

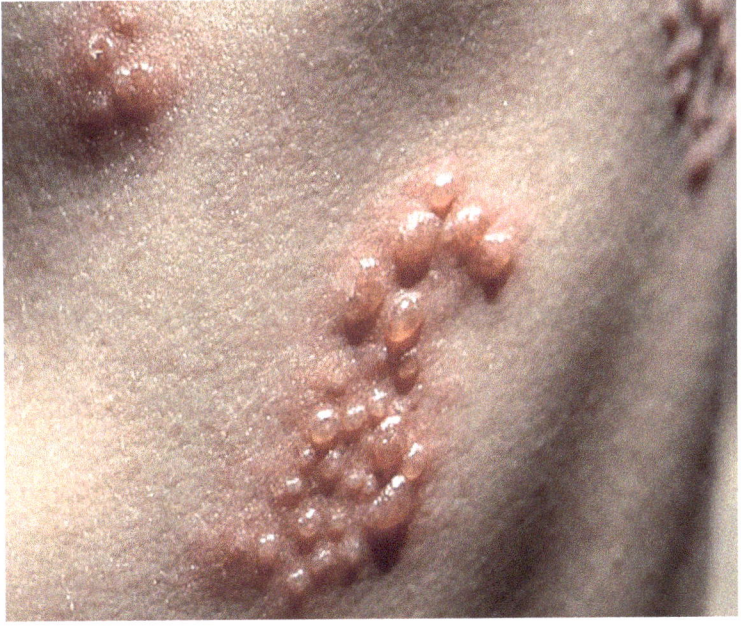

Nome de conotação genérica para denominar doenças causadas por Cândida albicans e outras espécies. O habitat da Cândida é bastante amplo, no homem essa levedura habita a mucosa digestiva e por contiguidade a mucosa vaginal, além de estar presente nas mucosas de indivíduos sadios. A infecção pode atingir mucosas, tecido cutâneo e em alguns casos pode ser sistêmica. As manifestações clínicas apresentam grande diversidade de quadros, podendo ser divididas em três grandes grupos: candidíase cutâneo-mucosa, candidíase sistêmica e candidíase alérgica. As principais espécies patogênicas são: C. albicans, C. tropicalis, C. pseudotropicalis, C. guilliermondi, C. parapsilosis, C. krusei.

Fatores predisponentes diversos fazem com que ela passe a ter ação patogênica. Os quadros clínicos relacionados à presença da Cândida Albicans são numerosos interessando não somente à Dermatologia, mas também a outros setores da Medicina – candidíases pulmonares, intestinais e septicêmicas.

A candidíase ocorre em crianças e adultos e é cosmopolita. As manifestações clínicas são, entretanto, diferentes, chegando a constituir em algumas oportunidades, doença profissional. Entre os fatores conhecidos que predispõem à afecção, destacam-se os seguintes: prematuridade, gravidez, diabetes, antibiótico ou corticoterapia prolongada e contato continuado com água e sabão.

Os quadros clínicos são bastante diversos na pele e nas mucosas, assumindo características peculiares de acordo com a localização.

Intertrigo candidiásico: ocorre principalmente nas dobras axilares, submamárias, ínguino-crurais e interdigitais. As lesões são eritematosas com superfície úmida, secretante. Quando intensas chegam a erosar a epiderme, formando fissuras. A lesão principal é habitualmente cercada por outras satélites que se iniciam como vesículas ou pústulas. A principal manifestação subjetiva é o prurido de intensidade variável.

O intertrigo ocorre quando há um desequilíbrio local, favorecendo a proliferação da levedura. O contato constante com a água, ambientes úmidos ou o uso de agentes imunodepressores no local podem facilitar a instalação da doença.

Nos lactentes, o uso de fraldas pode ser um fator desencadeante para a infecção pela Cândida. A presença de eritema, pústulas e maceração nas dobras inguinais pode sugerir a infecção pela levedura. Este diagnóstico é muito importante, pois a terapêutica deve ser modificada no tratamento da dermatite de fraldas.

Candidíase cutâneo-mucosa: é uma doença muito rara, decorrente de uma deficiência imunológica. A candidíase disseminada é apenas uma manifestação deste defeito da resposta imune. Manifesta-se com lesões de mucosa oral e vaginal, da pele e das unhas (onicomicoses). As lesões cutâneas disseminadas adquirem um aspecto papilomatoso e verrucoso. Ocorre uma resistência ao tratamento medicamentoso.

O tratamento da candidíase cutânea pode ser feito através de:
Medicação tópica:

➢ Polienos: nistatina (creme vaginal). Este medicamento é largamente utilizado, principalmente na sua forma creme vaginal, no tratamento de vulvovaginite por Cândida.

➢ Azólicos: também utilizados no tratamento da dermatofitose (já citado) são efetivos contra a Cândida, utilizando-se a mesma posologia.

➢ Hidroxipiridonas: neste grupo destaca-se a ciclopiroxolamina, também utilizada no tratamento das dermatofitoses.

Os medicamentos tópicos podem ser administrados em torno de 4 semanas.

Medicação sistêmica:

➢ Polienos: nistatina (pastilhas 200.000 UI, drágeas 500.000 UI, suspensão oral 100.000 UI/ml). A dose recomendada é de 200.000 a 500.000 UI uma a duas vezes ao dia. Este medicamento não tem absorção pelo tubo gastrintestinal, ele é recomendado no tratamento da estomatite candidiásica ou no restabelecimento da flora intestinal, principalmente após o uso de antibióticos sistêmicos.

➢ Azólicos: todos os derivados azólicos podem ser utilizados no tratamento da candidíase, com boa resposta terapêutica. O fluconazol tem indicação no tratamento de candidose orofaríngea e esofagite, pela sua facilidade de absorção mesmo com alteração do pH gástrico.

➢ Anfotericina B (frasco-ampola de 50 mg): pode ser prescrita nos casos mais graves, que eventualmente necessitem de internação hospitalar. Outros antifúngicos estão sendo utilizados na infecção sistêmica pela Candida sp., entretanto ainda não são indicados para uso em candidíase superficial. São eles o voriconazol e a caspofungina.

Micoses profundas Paracoccidioidomicose

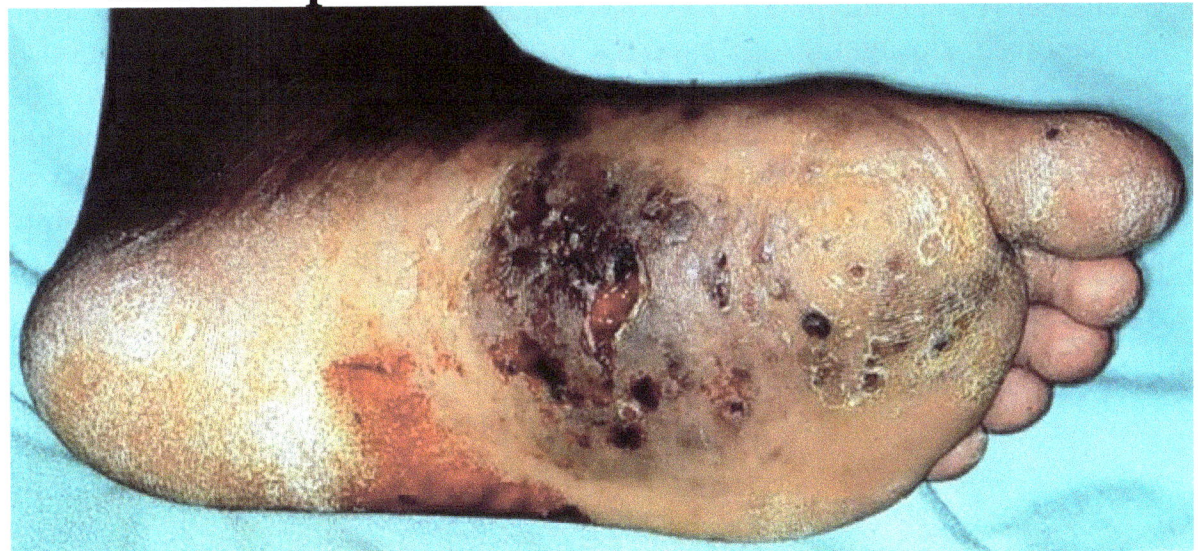

A paracoccidioidomicose, blastomicose sul americana ou micose de Lutz-Splendore e Almeida, é infecção de evolução subaguda ou crônica, causada pelo fungo dimórfico Paracoccidioides brasiliensis. Nas formas generalizadas podem estar comprometidos praticamente todos os órgãos e aparelhos. Descrita inicialmente em 1908, por Adolpho Lutz, no Brasil, em dois pacientes que apresentavam lesões extensas na orofaringe com linfandenite cervical. Foi confundida com blastomicose e coccidioidomicose, até que Almeida caracterizou a micose e seu agente etiológico em 1930. A paracoccidioidomicose é de distribuição geográfica restrita aos países latino-americanos. Atinge frequentemente indivíduos do sexo masculino entre 30-40 anos. Quanto ao modo de contágio da doença, admite-se, atualmente, que é adquirida pela inalação de esporos que vivem na natureza, no solo, vegetais ou na água, determinando lesões primárias pulmonares. A classificação clínica na paracoccidioidomicose pode ser:

➢ PCM-infecção: estágios assintomáticos ou manifestar-se com sintomas respiratórios mínimos. Contatos com o fungo sem desenvolver sintomas. Testes intradérmico positivos.

➢ PCM-doença: divide-se em forma juvenil, que pode ser aguda ou subaguda, e afeta preferencialmente os órgãos do sistema linfocítico-fagocitário, e a forma crônica do adulto, que pode ser pulmonar, ganglionar ou atingir outros órgãos, como, por exemplo, laringe, glândulas salivares, suprarrenais, fígado e vias biliares extra-hepáticas. É na forma crônica do adulto que se observam, com maior frequência, as lesões tegumentares. A mais característica é a estomatite moriforme de Aguiar Pupo: pequenas lesões exulceradas com fino pontilhado hemorrágico, na mucosa oral, dando aspecto de "amora". O local de predileção das lesões cutâneas é o maciço centro facial, e as lesões assumem aspectos clínicos bastante variados.

O fungo vive saprofiticamente na natureza, já tendo sido isolado do solo. A via de penetração mais comum no organismo humano é a pulmonar, podendo ocorrer a penetração pelas mucosas bucal, faringeana, intestinal e excepcionalmente haver a inoculação direta na pele ou outros órgãos. O diagnóstico é realizado pela pesquisa direta do agente em escarro, biópsia de lesão, pus de linfonodos ou pesquisa de anticorpos no soro. As lesões cutâneas são muito variadas e polimorfas. Encontram-se pápulas, nódulos, úlceras, vegetações, placas papulosas e abscessos. Normalmente, existe mais que um tipo de lesão. O número de lesões é também muito variável, desde única até centenas. Podem se apresentar em qualquer localização, mas são mais comuns e numerosas na face e tronco.

Tratamento
➢ Derivados sulfamídicos: sulfametoxazol-trimetoprim via oral.
➢ Derivados triazólicos: o mais utilizado é o itraconazol via oral.
➢ Anfotericina B endovenosa.

Lacaziose

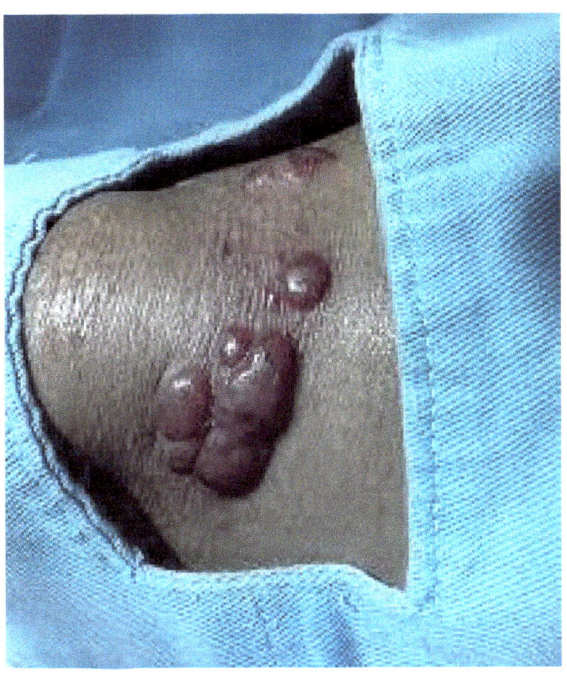

Lacaziose ou Doença de Jorge Lobo, é uma doença crônica, localizada, caracterizada pela presença de lesões semelhantes a um queloide, lesões verrucosas ou vegetantes, nodulares ou tumorais. Em 1931, em Recife (PE), Brasil, o dermatologista Jorge Lobo descreveu o primeiro caso da micose, publicando-o na Revista Médica de Pernambuco sob o título "Um caso de blastomicose, produzido por uma espécie nova, encontrada em Recife". O agente etiológico da micose denomina-se atualmente fungo Lacazia Loboi. A contaminação se dá através da inoculação acidental do parasita por traumatismo. Marco na história natural da doença é o registro em não humanos, pela primeira vez, em 1971, na costa da Flórida, em golfinhos com lesões nódulo-ulceradas. O diagnóstico é realizado basicamente pelo exame direto e histopatológico. No exame direto com KOH observa-se célula globosa leveduriforme de tamanho uniforme com inclusões lipídicas em seu citoplasma e com parede espessa. No exame histopatológico observa-se células arredondadas, de parede espessa, isoladas em cadeias com intensa reação inflamatória. Não é possível cultivar o fungo. Doença restrita a países da América Latina. No Brasil as áreas endêmicas situam-se no norte do país (Pará e Amazonas). Mais frequente em indivíduos do sexo masculino, entre 25-40 anos (seringueiros, garimpeiros e lavradores).

Micose puramente cutânea, não compromete os órgãos internos e o estado geral. A evolução é extremamente crônica, pois sendo doença benigna e incurável, "o doente não morre dela, mas morre com ela". As lesões localizam-se de preferência em zonas expostas o que sugere inoculação direta do fungo na pele. As lesões são únicas ou múltiplas, sendo estas provavelmente metastáticas. A lesão inicial é pápula superficial ou profunda que pode confluir formando placa papulosa ou evoluir para lesão francamente nodular, única ou múltipla. As lesões cutâneas têm aspecto de nódulos queloidiformes, podendo, eventualmente, assumir apresentação verrucosa, entre outras, e são assintomáticas na maioria das vezes. Localizam-se preferencialmente, nas áreas expostas, raramente afetando linfáticos. É curioso salientar a frequência com que ocorrem lesões no pavilhão auricular. Chama à atenção a extrema riqueza de parasitos nas lesões. O melhor tratamento é a exérese cirúrgica total das lesões cutâneas iniciais, com amplas margens de segurança. Pode-se tentar medicamentos como clofazimina, 200 mg/d durante 6 meses ou derivados azólicos.

Cromomicose

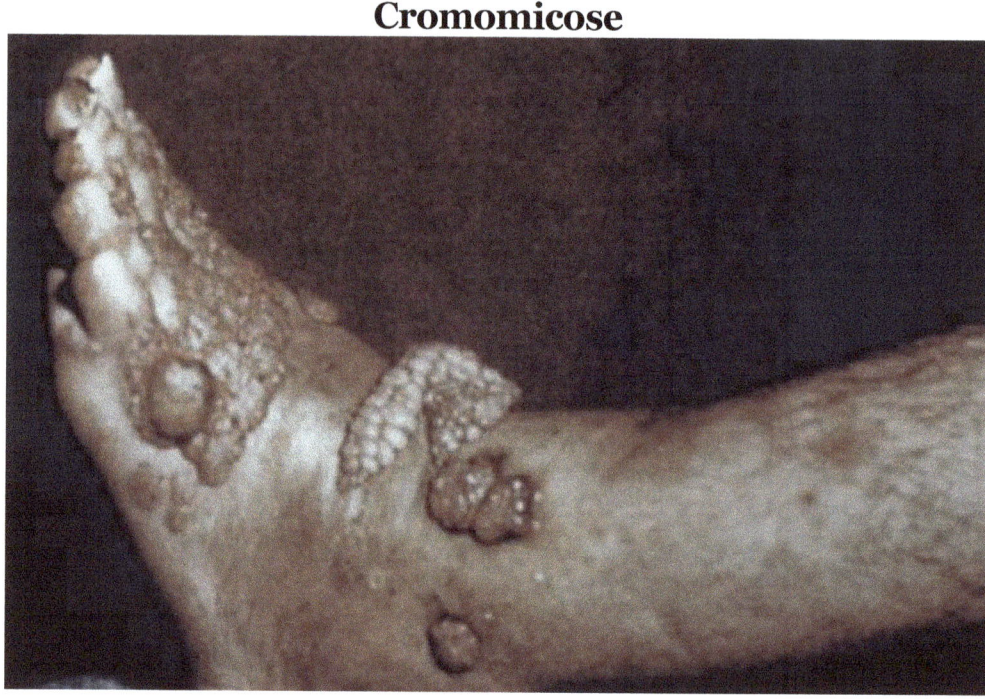

A cromomicose, dermatite verrucosa cromoparasitária ou micose de Pedroso e Lane, compromete a pele e o subcutâneo, sendo excepcional em outra localização. A doença foi descrita inicialmente por Max Rudolph, médico alemão radicado no Brasil, em 1914, na cidade de Estrela do Sul, como "figueira". Lane e Medlar publicaram o primeiro caso em 1915, em Boston, EUA. Relativamente rara, distribui-se universalmente, mas a maioria dos casos ocorre em zonas tropicais. Atinge, em geral, homens adultos e predomina nas regiões rurais. A penetração dos fungos da cromomicose ocorre provavelmente através de soluções de continuidade da pele. Esses fungos são classificados em dois gêneros. Phialophora com as espécies verrucosa, pedrosoi, compactum e dermatitis e clasdosporium carrionii. Os quadros clínicos e histopatológicos são, contudo, iguais. As lesões iniciais são pápulas ou nódulos que evoluem tornando-se francamente verrucosas. Da confluência das lesões verrucosas resulta a formação das placas mais ou menos extensas, de localização preferencial nos membros inferiores. A evolução é extremamente crônica, permanecendo a moléstia localizada num membro ou segmento. A cromomicose não afeta o estado geral do indivíduo. Quando as lesões nos membros inferiores são muito extensas, podem interferir seriamente com a deambulação. As lesões da cromomicose infectam-se facilmente com bactérias. A presença de associação fuso-espirilar é responsável pelo mau odor encontrado em algumas lesões. A propagação ocorre, principalmente, por contiguidade. Excepcionalmente, existe disseminação linfática ou hemática. A diagnose diferencial deve ser feita com afecções que produzem síndrome verrucosa, como: esporotricose, leishmaniose tegumentar e tuberculose verrucosa.

Excepcionalmente, pode ser necessário diferenciá-la da blastomicose e carcinomas espinocelulares. A diagnose de laboratório baseia-se na demonstração de fungos nas lesões. O parasito pode ser achado em exame direto de pus ou secreção e no histopatológico. Diversos tratamentos já foram tentados, mas nenhum parece ser capaz de promover a cura definitiva, exceto a exérese cirúrgica total nos casos de lesões iniciais pequenas. Atualmente, o melhor tratamento medicamentoso é o itraconazol, na dose de 200 a 400 mg/dia, durante 6 a 12 meses, associado a crioterapia com nitrogênio líquido. Mesmo assim, têm-se observado recidivas anos após a "cura" das lesões.

Micetomas

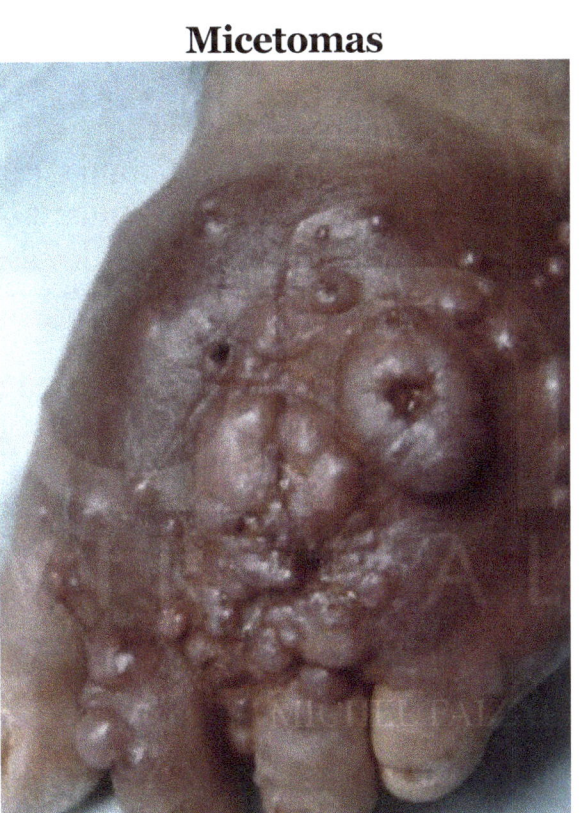

Os micetomas constituem quadros causados por diferentes fungos, actinomicetos e eumicetos, que se caracterizam fundamentalmente pelo aumento de volume da região ou órgão atingido e/ou presença de fístulas que drenam material seroso ou sero-purulento, no qual podem ser encontrados os grãos parasitários. Os micetomas podem ser causados por fungos oriundos do meio exterior (micetomas exógenos) ou do meio interno (micetomas endógenos). Nos micetomas exógenos o agente infeccioso é veiculado através de ferimentos da pele. Em nosso meio, são determinados principalmente por um actinomiceto aeróbio, nocardia brasiliensis, e por diferentes espécies de eumicetos. Emprega-se habitualmente o termo actinomicose exógena ou nocardiose para designar os micetomas devidos à nocardia e maduromicose para as infecções causadas por eumicetos que são fungos perfeitos de diferentes gêneros como madurella, cephalosporium, monosporium e outros. A nocardiose e a maduromicose são encontradas principalmente nas regiões tropicais e subtropicais, atingindo principalmente trabalhadores rurais. São destarte mais comuns no sexo masculino e no adulto e seus agentes têm sido isolados do solo. Nos micetomas endógenos, o agente provém do meio interno, isto é, das cavidades naturais. São produzidos por um único actinomiceto, anaeróbio, o actinomyces bovis, e recebe a denominação de actinomicose endógena ou simplesmente actinomicose. É germe oportunista que vive saprofiticamente em cavidades naturais, principalmente na boca. Modificações no "habitat" do actinomiceto, às vezes desencadeadas por traumatismos dentários, amidalectomias e fraturas, permitem que o fungo penetre no interior dos tecidos, tornando-se patogênico. Nem sempre, contudo, é evidente o fator desencadeante da actinomicose endogênica. A moléstia tem distribuição universal, sendo rara em crianças.

Actinomicose exógena (nocardiose) e maduromicose: aumento de volume da região atingida, particularmente nos micetomas que se localizam nas extremidades. As lesões são representadas por nódulos, gomas e fístulas, drenando material seroso ou sero-purulento; a temperatura local pode estar ligeiramente elevada, sendo característica a dureza geralmente lenhosa, da pele, nos micetomas localizados fora das extremidades – dorso, abdômen – as características são as mesmas, sendo menos evidente o aumento de volume da região; lesões ósseas são habitualmente encontradas em processos de longa duração. As lesões situadas nos membros inferiores interferem com a deambulação, sendo consequência comum dos micetomas podais a atrofia de massas musculares da perna e coxa. A diagnose laboratorial é estabelecida pelo encontro dos grãos parasitários no material de secreção obtido das fístulas ou de lesões fechadas.

Dermatoviroses - Verrugas

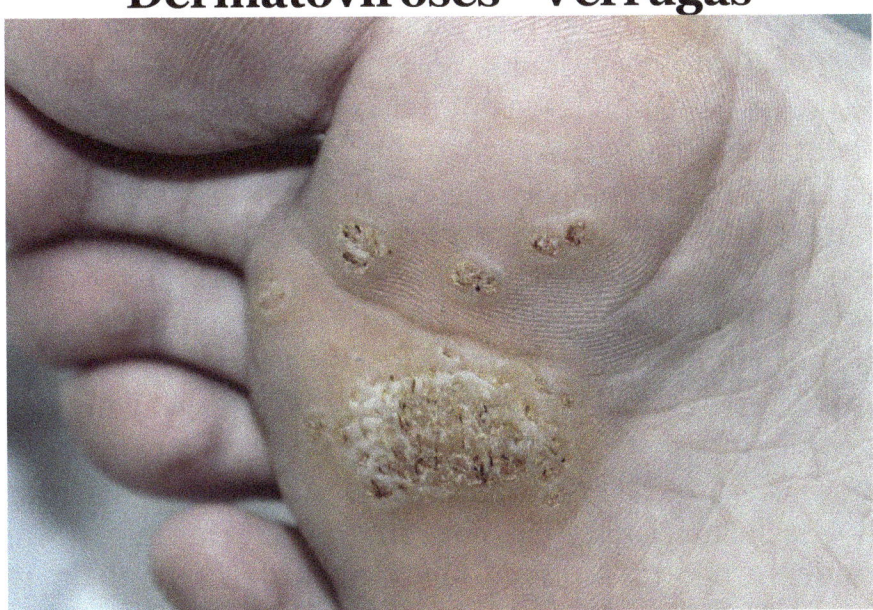

Verrugas são proliferações epiteliais benignas, contagiosas, da pele e regiões muco cutâneas produzidas por vírus. São de distribuição universal, ocorrem em qualquer idade, sendo mais frequentes em crianças. Os diferentes aspectos morfológicos pelos quais se exteriorizam as verrugas são, em parte, explicáveis pela sua localização. Os HPV constituem dois grupos clínico-patológico, os cutâneo-trópicos e os mucoso-trópicos. As lesões cutâneas incluem as verrugas vulgares, as verrugas planas, as verrugas plantares (tipo mirmécia e tipo mosaico), a verruga anogenital, a epidermodisplasia verruciforme e a papulose bowenóide. As lesões extra cutâneas ou de mucosa incluem verruga vulgar da mucosa oral, condiloma acuminado oral, hiperplasia epitelial focal, papilomas nasais, papilomas da conjuntiva, papilomatose da laringe e lesões da cérvix uterina.

Verrugas vulgares: (HPV 1, 2 4) São as mais comuns. Caracterizam-se por pápulas hiperceratóticas ásperas isoladas ou agrupadas na superfície cutânea. As verrugas vulgares são mais observadas no dorso das mãos e dedos, mas podem ser encontradas em outros locais como cotovelos e joelhos as verrugas periungueais podem envolver o hiponíquio e o leito ungueal, levando a distrofias ungueais. Nas áreas de trauma pode ocorrer o fenômeno de Köebner. A verruga dos açougueiros (HPV 7), bem como as vulgares (HPV 1 e 4) são frequentes nas mãos e nos dedos de manipuladores de carne. Quando entra em regressão, apresenta coloração escurecida, vasos trombosados e tende a liquefazer ou dessecar, compatível com a participação da imunidade humoral. Alguns pacientes podem apresentar deficiências imunológicas específicas a algum tipo de HPV manifestando quadros clínicos exuberantes de verrugas, denominados verrucoses.

Verrugas planas: (HPV 3) São pápulas lisas, levemente elevadas e com poucos milímetros de diâmetro. A cor varia do claro ao marrom e se mostram como lesões múltiplas na face, nas mãos e pernas de crianças ou adolescentes. Os arranjos lineares isomórficos são comuns. Quando regridem, mostram a associação de processo inflamatório relacionado à imunidade celular.

Verrugas plantares: (HPV 1,4) Mostram superfície grosseira e ceratótica caracterizada por pontos negros que correspondem a vasos trombosados e anel periférico de pele espessa. As lesões múltiplas coalescem em grandes placas mais superficiais (verruga mosaico) e a lesão única tende a ser mais profunda, endofítica (tipo mirmécia). São, na maioria das vezes, mais sensíveis a pressão lateral, enquanto o núcleo de queratina (cravo) apresenta maior sensibilidade à pressão vertical. Podem ser dolorosas quando nas eminências ósseas. A associação de hiper-hidrose facilita a disseminação e dificulta a terapêutica.

Verrugas anogenitais: (HPV 6, 11) Podem se apresentar como pápulas sésseis, ou lesões tipo verruga vulgar, ou hiperplásica, e o verdadeiro condiloma acuminado, como uma couve-flor. Podem ser observadas em toda região genital, bem como no meato uretral e na mucosa anal. O condiloma acuminado oral tem sido relatado de forma cada vez mais frequente. Durante a gravidez, podem adquirir grandes proporções, chegando a obstruir o canal do parto, podendo mesmo levar à morte por sepse ou hemorragia. Por outro lado, muitas lesões regridem após o parto. A aplicação de ácido acético a 5% revela lesões maculares pequenas, levemente elevadas na pele aparentemente normal do pênis que, histologicamente, mostram-se consistentes com condiloma acuminado ou neoplasia intra-epitelial nos parceiros sexuais de pacientes com infecção pelo HPV.

Papulose bowenóide: (HPV 16, 18) Consiste em pápulas pigmentadas múltiplas, pequenas, verrucosas ou velvéticas nas áreas anogenitais de adultos jovens. A análise histológica revela carcinoma in situ semelhante a doença de Bowen. Lembram isoladamente o condiloma acuminado e podem regredir espontaneamente quando novas surgem, cursando com prurido. Alguns casos, sob condições especiais imunes e genéticas, podem evoluir para carcinoma. Alguns tipos de HPV estão associados a neoplasias do colo uterino.

Hiperplasia epitelial focal: (HPV 13) Foi descrita inicialmente na mucosa oral de índios americanos. Apresentam-se como lesões papulosas múltiplas, discretas, confluentes na mucosa labial, bucal, gengiva e, por vezes, na língua. Tem sido descrita em outras raças, mas é rara nos brancos.

Papilomatose oral florida: É caracterizada por placas vegetantes, brancas, tipo couve-flor na mucosa oral de pacientes idosos. Há dúvidas ainda se se trata de um carcinoma verrucoso desde o início ou uma hiperplasia verrucosa que pode progredir para carcinoma. Suspeita-se do HPV como agente etiológico, bem como no condiloma acuminado gigante e no epitelioma cuniculatum.

Papilomas de laringe: (HPV 6 e 11), que além da laringe podem envolver a traqueia, os brônquios e epitélio pulmonar, são encontrados em crianças e adultos, podem regredir espontaneamente ou recorrem com tratamento inadequado.

Máculas aceto-acéticas brancacentas: (HPV 16, 18) observadas no colo uterino que se mostram como uma displasia intra-epitelial. Podem evoluir para carcinomas verdadeiros. Na penioscopia podem ser observadas lesões papulosas de cor branca, sugerindo transmissão via sexual.

Epidermodisplasia verruciforme: (HPV 5) é doença relativamente rara que se caracteriza por lesões planas, disseminadas e persistentes que lembram pitiríase versicolor, ou hiperpigmentadas, ou lembram verrugas.

Caracteriza-se por ser doença multifatorial com fatores virais, genéticos e imunológicos contribuindo para sua expressão. O fator ambiental, como o sol, pode se associar, levando à degeneração carcinomatosa das lesões, o que ocorre em um terço dos doentes. As modalidades terapêuticas compreendem a destruição de células infectadas por meios físicos, o efeito antimitótico (bleomicina, 5-FU), a imunomodulação e a conduta mística (verruga vulgar). Nenhuma modalidade terapêutica pode ser considerada tratamento de escolha pela ausência de agente específico anti-HPV.

Ácido salicílico: tem efeito ceratolítico que reduz a espessura das verrugas e pode estimular a resposta inflamatória. Empregam-se preparações contendo 12% a 26% de ácido salicílico acrescidos de ácido lático em coloide elástico ou base de acrilato, sendo a primeira escolha para verrugas plantares. A oclusão pode melhorar o índice de resposta.

Glutaraldeído: tem propriedades viricidas e é empregado a 10% em etanol aquoso ou em gel. As verrugas nos pés são o alvo principal e em veículo aquoso nas diferentes verrugas cutâneas. Casos de dermatites de contato são observados.

Podofilina e podofilotoxina: são mais efetivas nas lesões mucosas do que nas queratinizadas. Apresentam efeito antimitótico. A podofilina 10% a 25% associada à tintura de benzina é aplicada pelo médico nas verrugas anogenitais, lavando após 4 horas, semanalmente. A podofilotoxina 0,5% em etanol pode ser aplicada pelo próprio paciente duas vezes ao dia por 3 a 5 dias. Ambas não devem ser aplicadas em lesões extensas ou sangrantes, pois a absorção pode levar a vômito, diarreia, lesões hepáticas ou renais, coma, neuropatia periférica, supressão da medula óssea, e mesmo à morte. Na gravidez está contraindicada, pois pode levar à morte intrauterina. Histologicamente, podem levar a alterações sugestivas de carcinogênese.

Formalina 2% a 3% em água tem efeito viricida quando usada em compressas e pode ser efetiva nas verrugas plantares.

O 5-fuouracil tópico em solução a 5%, em aplicações diárias sob oclusão nas verrugas periungueais, pode causar onicólise. Noutros tipos de verrugas, pode ser empregado e, por vezes, deixa pigmentações residuais. A associação com colágeno em gel e adrenalina permite a aplicação intralesional.

Cáusticos como ácidos monocloroacético e tricloroacético, nitrato de prata e outros, podem levar a reações dolorosas.

Ácido retinóico tópico pode ser tentado para verrugas planas, sendo necessárias concentrações altas que se tornam irritantes.

Terapia fotodinâmica com aplicação tópica de azul de metileno e vermelho neutro, ou o uso de forma sistêmica dos derivados da hematoporfirina ou do ácido

aminolevulínico, que é metabolizado em protoporfirina, têm resultados desapontadores.
Métodos cirúrgicos.
Crioterapia com nitrogênio líquido.
Laser de dióxido de carbono.
Sensibilizantes como o dinitroclorobenzeno, podem ser empregados para provocarem dermatite de contato por sensibilização no local da verruga, levando ao seu desaparecimento.
Interferons
Retinóides
Calor local
Terapia antiviral (cidofovir, nucleotide de purina, análogo da citosina) aplicado topicamente a 1% em gel ou intralesional (2,5 mg por ml) parece ser efetivo.
Imiquimod (creme 5%) in vivo induz via citocinas a ativação do sistema imune.

Acrodermatite papulosa infantil (síndrome de Gianotti-Crosti)

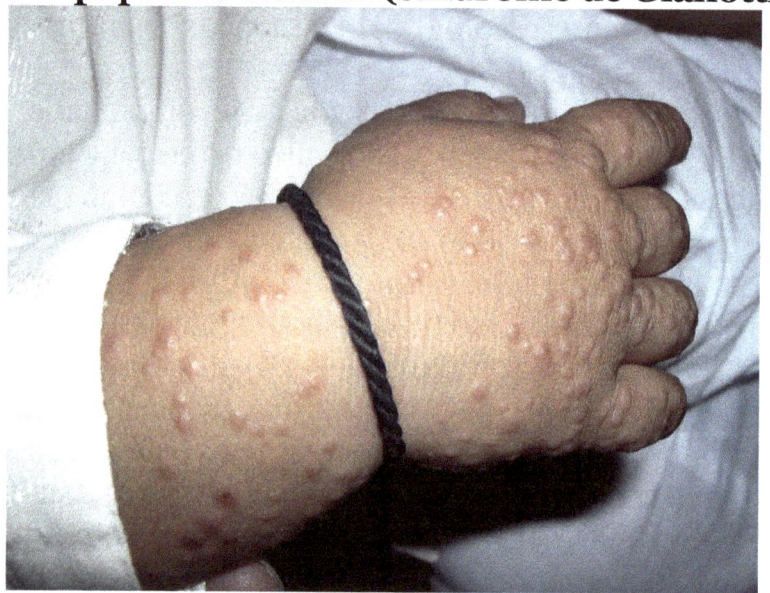

É um conjunto de alterações cutâneas em resposta a uma infecção viral. Tem sido considerado como agente etiológico o vírus da hepatite B, antígeno Austrália, subtipo AYW, porém outros vírus também podem desencadeá-la (Epstein-Barr, Coxsackie A16, B4, B5; ecovírus 7 e 9; poliovírus etc.). Após um período de 3 a 4 dias, pápulas eritematosas surgem nas coxas e nádegas atingindo a face extensora dos braços e finalmente a face. A distribuição é frequentemente assimétrica, o prurido é variável e a erupção se desfaz em 2 a 8 semanas com descamação. Pode haver recorrência e linfadenomegalia generalizada, principalmente axilar e inguinal. O exantema é ausente ou mínimo. Sintomas gerais são escassos, como febre e lassidão. O diagnóstico é clínico e o tratamento, de suporte.

Molusco contagioso

É infecção viral comum benigna da pele (MCV é um poxvírus distinto morfológica, sorológica e patologicamente de outros poxvírus, mede de 200 a 300 mm) e membranas mucosas que afeta predominantemente crianças. Em adultos pode ser transmitido sexualmente. Em pacientes imunocomprometidos as lesões podem ser numerosas e maiores. As lesões começam com pápulas diminutas e chegam a 3 a 6 mm e raramente são tão grandes quanto 3 cm de diâmetro. As lesões são individualizadas, macias, peroladas, da cor da pele, achatadas e com umbilicação central. Estão agrupadas em uma ou duas áreas, mas podem estar disseminadas. A maioria dos pacientes tem pouco mais de 20 lesões, apesar de ser possível observar casos com centenas de lesões. Podem se localizar na cabeça, nas pálpebras, no tronco e na genitália. As lesões podem se resolver espontaneamente, com ou sem inflamação. Células imunocompetentes estão ausentes na epiderme infectada, mesmo quando não estão na derme subjacente. Em adultos com Aids, as lesões situam-se quase exclusivamente em áreas extragenitais, apesar de poderem estar na genitália. As lesões nestes pacientes podem ser grandes e assintomáticas. Às vezes ocorre prurido. Uma reação eczematosa pode se associar ou facilitar a infecção, como na atopia. Conjuntivite e ceratite podem ocorrer nas lesões palpebrais. Paciente com dermatite atópica ou imunocomprometido pode ter lesões disseminadas com infecção bacteriana secundária. A condição é autolimitada e as lesões involuem sem deixar cicatriz. As lesões individuais podem durar de 2 a 4 meses, mas novas lesões por auto inoculação são comuns. A maioria dos casos se resolve espontaneamente em 6 a 9 meses, mas outros persistem por anos, especialmente em doentes imunocomprometidos. A remoção das lesões pode ser feita por curetagem ou crioterapia com nitrogênio em uma ou mais sessões. Agentes inflamatórios podem ser usados, como o hidróxido de potássio e nitrato de prata. Outros como podofilina creme, cantaridina, tretinoína, imiquimod e cidofovir foram descritos. O tratamento oral com cimetidina é controverso.

Dermatoses zoo-parasitárias (parasitologia) Miíases

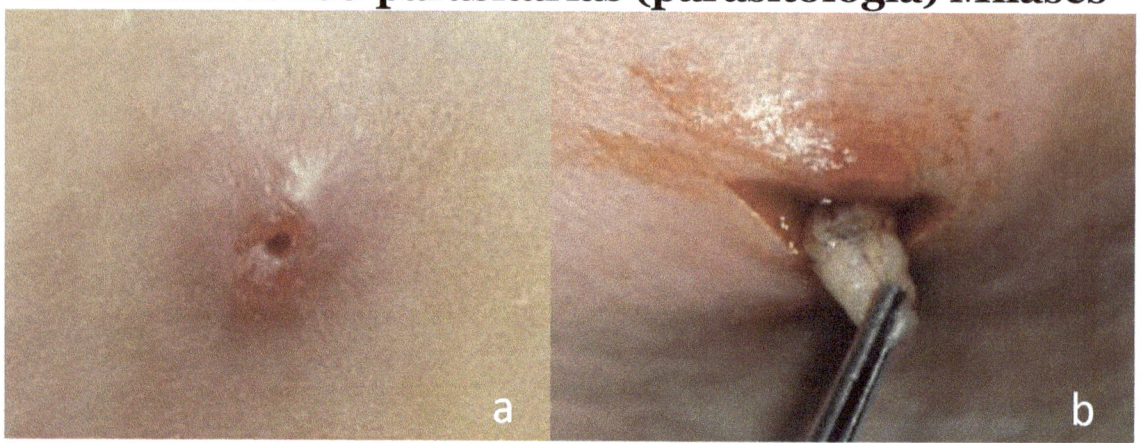

Agente: larvas de dípteros, larvas de moscas que completam seu ciclo, ou pelo menos parte do seu desenvolvimento normal dentro ou sobre o corpo de um hospedeiro vertebrado podem ser classificadas como causadoras de miíases.

Biontófagas – Larvas que invadem os tecidos sãos, não necrosados, inclusive a pele íntegra. São essas larvas chamadas de biontófagas, pois se desenvolvem a custa do tecido vivo, e, por conseguinte, podendo comprometer o estado geral do homem ou do animal por elas parasitado. São essas larvas parasitas obrigatórias. Neste grupo estão agrupadas as seguintes espécies de insetos: Callitroga americana, Dermatobia hominis e Oestrus ovis.

Necrobiontófagas – Larvas que invadem exclusivamente tecidos já afetados por necrose de outras causas. Estas se nutrem exclusivamente de tecido morto e por isso classificada como necrobiontófagas; Algumas delas não são prejudiciais, pois limpam as feridas do material necrosado; Neste grupo estão as moscas do gênero Lucilia, que já foram inclusive utilizadas como meio terapêutico nos primórdios da medicina. Raríssimamente iniciam uma miíase, e com certa freqüência são encontradas como saprófagas de feridas ou cavidades infestadas por outras espécies do grupo anterior. As principais larvas deste grupo pertencem aos seguintes gêneros de moscas: Sarcophaga, Lucilia, Phaenicia, Calliphora, Musca, Mucina e Fannia.

Classificação das miíases

Cutâneas: Miíases Furunculosas, produzidas pela Dermatobia homininis e pela Callitroga americana. Lesões parecidas à de furúnculos, daí o nome acima: Furunculosa.

Cavitárias:
➢ Miíases das feridas: Callitroga macellaria;
➢ Nasomiíases: Miíases na região do nariz;

➢ Otomiíases: Localização na região dos ouvidos: Oculomiíases: Localizadas na região orbital; Cistomiíases: De localização na bexiga;
➢ Miíases intestinais: Quando sua localização é nos intestinos.

As miíases causadas por larvas de moscas necrobiontófagas (que se desenvolvem unicamente em carne pútrida ou em tecidos orgânicos fermentáveis) tornam-se pseudoparasitas de lesões ou tecidos doentes; Determinam o que se denomina miíases secundárias, por ser necessária a presença de material necrosado da ferida ou cavidade, para seu desenvolvimento. Nas ulcerações, os danos em geral carecem de importância, pois as larvas se limitam a devorar os tecidos necrosados (mortos), não invadindo as partes sadias, e, por conseguinte não ocasionando hemorragias. Estas foram já em passado recente utilizadas na "limpeza" de feridas, porque se alimentando do tecido necrosado que existe em toda ferida, aceleravam e facilitavam o processo de cicatrização. Cabe serem observadas que nas regiões onde ocorre a Leishmaniose cutânea, como na região amazônica, principalmente no Território Indígena dos Ianomâmis, são observados com muita freqüência as naso-miíases, que nada mais são que miíases secundárias de larvas de moscas necrobiontófagas, que se instalam na região do nariz, nas lesões causadas primariamente pela Leishmania tegumentar.

As miíases intestinais são sem sombra de dúvida, causadas pela ingestão de ovos ou larvas, por meio de bebidas ou alimentos por esses ovos ou vermes contaminados, e suas consequências carecem em geral de gravidade, produzindo algumas vezes apenas náuseas, vômitos e diarreia. Não obstante, as intensidades desses sintomas dependem da sensibilidade do próprio enfermo, e do número de larvas ingeridas. Segundo alguns autores, as larvas de moscas são resistentes à ação de certas substâncias, inclusive à ação dos sucos digestivos, podendo viver durante algum tempo no tubo digestivo.

Na miíase furunculóide, a hipóxia local com vaselina (ou "toucinho" de porco) é usada para forçar a saída da larva e facilitar a extração física dela. Após a extração pode ser usado antibiótico sistêmico para controlar infecção secundária. Pode ser realizada remoção cirúrgica quando a lesão está num local onde outros métodos não podem ser usados, em lesões resistentes ou no caso dos tumores ambulantes. Injeção de éter intralesional pode ser usada para paralisar a larva e facilitar a remoção. É melhor remover a larva intacta, para evitar hipersensibilidade ou reação de corpo estranho aos antígenos larvais. O tratamento da miíase migratória consiste em tiabendazol por via oral e tópica, albendazol ou ivermectina, por via oral, nas doses utilizadas para o tratamento de larva migrans.

O tratamento da miíase cutânea e cavitária consistem em retirar as larvas da úlcera com pinça após a aplicação de substância anestésica como éter. Drogas anti-helmínticas podem ser usadas e a injeção intravenosa de 2 ml de oxicianido de mercúrio a 1%, embora altamente tóxica, é preconizada em casos nos quais há dificuldade na extração das larvas ou quando estão em grande quantidade. Na ausência de complicações a cura começa após a extração das larvas.

Escabiose (scabiose subordem sarcoptiformes)

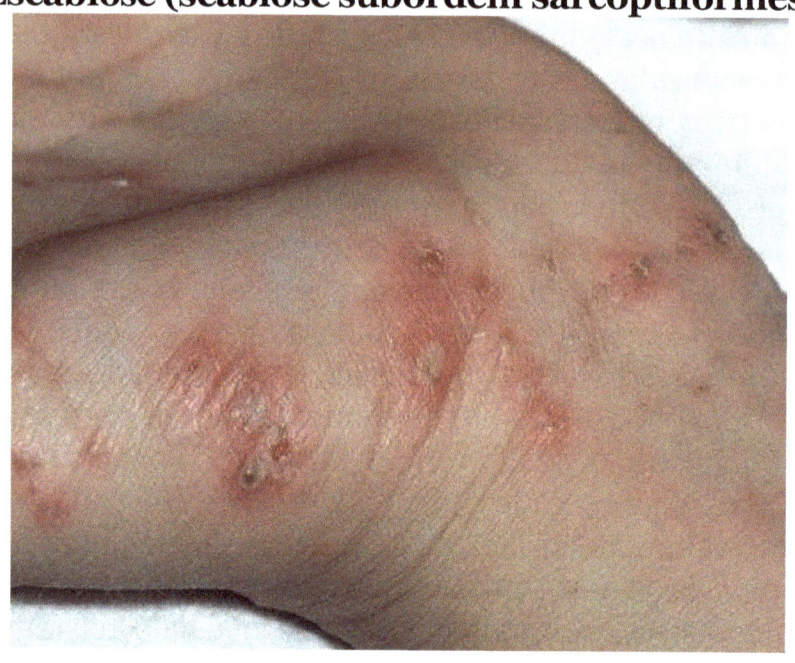

A escabiose ou sarna é uma doença parasitária, causada pelo ácaro Sarcoptes scabiei. É uma doença contagiosa transmitida pelo contato direto interpessoal ou através do uso de roupas contaminadas. O parasita escava túneis sob a pele onde a fêmea deposita seus ovos que eclodirão em cerca de 7 a 10 dias dando origem a novos parasitas. A doença tem como característica principal a coceira intensa que, geralmente, piora durante a noite. A lesão típica da sarna é um pequeno trajeto linear pouco elevado, da cor da pele ou ligeiramente avermelhado e que corresponde aos túneis sob a pele. Esta lesão dificilmente é encontrada, pois a escoriação causada pelo ato de coçar a torna irreconhecível. O que se encontra na maioria dos casos é pequenos pontos escoriados ou recobertos por crostas em consequência da coçadura. É possível a infecção secundária destas lesões com surgimento de pústulas e crostas amareladas. As lesões atingem principalmente os seguintes locais: abdome, flancos, baixo ventre, umbigo, pregas das axilas, cotovelos, punhos, espaços entres os dedos das mãos e sulco entre as nádegas. Nos homens localização característica são os genitais, onde se formam lesões endurecidas e elevadas no pênis e na bolsa escrotal, que coçam muito. Nas mulheres, é comum os mamilos serem afetados pela doença. Nos bebês, o acometimento das plantas dos pés e palmas das mãos é frequente. A escabiose raramente atinge a pele do pescoço e da face, exceto nas crianças, em quem estas regiões podem também ser afetadas. No idoso, a apresentação clínica pode variar. Muitos pacientes não são diagnosticados, pois não apresentam as manifestações clássicas; em alguns pacientes, o prurido intenso da escabiose pode ser erroneamente atribuído à pele xerótica. Na criança, a localização das lesões é semelhante à do adulto, porém, em crianças menores de 1 ano observam-se lesões palmo-plantares, geralmente pápulo-vesiculosas e pustulosas; face e couro cabeludo também são afetados.

A sarna crostosa ou norueguesa, uma variante rara e muito contagiosa, é encontrada em pacientes imunodeprimidos. É caracterizada por uma grande quantidade de ácaros em placas escamativas crostosas.

O tratamento da sarna consiste na aplicação de medicamentos sob a forma de loções na pele do corpo todo, do pescoço para baixo, mesmo nos locais onde não aparecem lesões ou coceira. Após terminada a primeira série do tratamento, este deve ser repetido uma semana após, para atingir os parasitas que deixarão os ovos. Medicamentos para o alívio da coceira devem ser utilizados, porém não são os responsáveis pela cura. O tratamento também pode ser realizado por via oral, sob a forma de comprimidos tomados em dose única. Pode ser necessária a repetição após 1 semana. Em casos resistentes ao tratamento, pode-se associar os tratamentos oral e local. As roupas de uso diário e as roupas de cama devem ser trocadas todos os dias, colocadas para lavar e passar a ferro. Todas as pessoas da casa que tiverem qualquer tipo de coceira devem se tratar ao mesmo tempo, para evitar a recontaminação. As unhas devem ser escovadas com sabonetes apropriados para a retirada de parasitas ali depositados pelo ato de coçar. Para evitar a doença não use roupas pessoais, roupas de cama ou toalhas emprestadas, evite aglomerações ou contato íntimo com pessoas de hábitos higiênicos duvidosos. Em pessoas com bons hábitos higiênicos, a sarna pode ser confundida com outras doenças que causam coceira, devendo o diagnóstico correto ser realizado por um médico dermatologista que indicará o tratamento ideal para cada caso. As seguintes medicações podem ser usadas no tratamento da escabiose: Permetrina 5% em loção lavada após 8 a 12 horas é suficiente: composto sintético que tem baixa taxa de absorção, sem risco de toxicidade. A grande desvantagem é o custo. A deltametrina pode ser usada em loção. Malathion a 0,5% é um efetivo escabicida, uma aplicação por 2 dias geralmente é adequada. Benzoato de benzila é um escabicida barato e efetivo. Numa concentração de 25% em emulsão, deve ser usado diariamente por 3 dias. Tem risco de irritação cutânea, especialmente na genitália masculina e também pode causar conjuntivite. Deve ser evitado em pacientes com história de dermatites de contato ou escoriações. Ivermectina, embora tenha sido utilizada inicialmente para oncocercíase, é um escabicida efetivo. Crotamiton a 10% é um antipruriginoso inespecífico e um escabicida fraco. Enxofre a 5% ou 10%, em pasta d'água ou emulsão, é uma opção efetiva e barata no tratamento da escabiose, mas seu mecanismo de ação é desconhecido.

O lindane foi muito utilizado no passado; atualmente está em desuso pelo seu alto potencial para toxicidade.

Tungíase (siphonaptera) Tunga penetrans

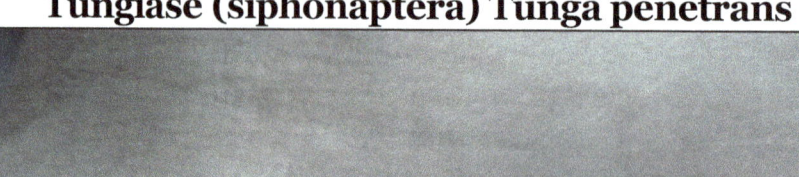

É endêmica na América do Sul e Central, Caribe, regiões tropicais e subtropicais da África e Ásia. Infesta pessoas que entram em contato com porcos, seu hospedeiro preferido, e pessoas que andam de pés descalços. A tunga penetrans difere da pulga comum pela sua morfologia. O macho e a fêmea se alimentam do sangue de mamíferos, mas apenas a fêmea grávida parasita o hospedeiro e causa lesões cutâneas. Os ovos do parasita são depositados no solo úmido ou na areia. Sob condições favoráveis as larvas emergem em 3 a 4 dias. O estágio larval dura aproximadamente de 7 a 14 dias e o parasita se torna adulto. A T. penetrans adulta é marrom avermelhada e tem cerca de 1 mm de comprimento. Após a copulação o macho morre. A fêmea grávida fica no chão e pula alturas de até 35 cm, tentando alcançar a pele de um mamífero, ou morre. Fixa-se através da boca na pele e tenta perfurar a queratina para penetrar na derme. O segmento posterior do parasita permanece em contato com o meio externo. Após se alimentar do sangue do hospedeiro, os ovos começam a se desenvolver e o abdome da pulga incha até 1 cm de diâmetro. Após 1 a 3 semanas, ovos são eliminados pelo segmento posterior. Após a completa deposição dos ovos, a fêmea morre e é expelida pelo hospedeiro. Os ovos alcançam o chão e continuam o ciclo.

Disseminação: lesões cutâneas nos locais de parasitismo (tunga penetrans), mais observadas nos membros inferiores, em especial os pés e é comum após a visita a chácaras, sítios e fazendas onde exista a suinocultura. Possível veiculação mecânica do tétano, de gangrenas gasosas e de esporos de fungos.

Diagnóstico: vesícula ou bolha (para cada tunga que penetrar na pele), com eritema e prurido intenso. Irritação da pele devido à picada, ocasionando dermatite e reações alérgicas de intensidade variada.

A maioria dos casos frequentemente mostra cura espontânea; entretanto, complicações incluem celulite, gangrena, amputação dos dígitos e tétano. A cura é obtida por extração das pulgas com agulha estéril ou através de cirurgia com curetagem ou não, dependendo do tamanho do parasita. Em grandes infestações, tiabendazol numa dose de 25mg/Kg, por via oral, duas vezes ao dia, por 3 a 5 dias, pode ser usado com sucesso. O niridazol sistêmico tem sido eficaz e recomendado para infestações maciças. Tratamento de infecções secundárias e profilaxia do tétano são importantes. A profilaxia inclui o uso de sapatos e aplicação de pesticidas em lugares onde as pulgas vivem.

Larva migrans

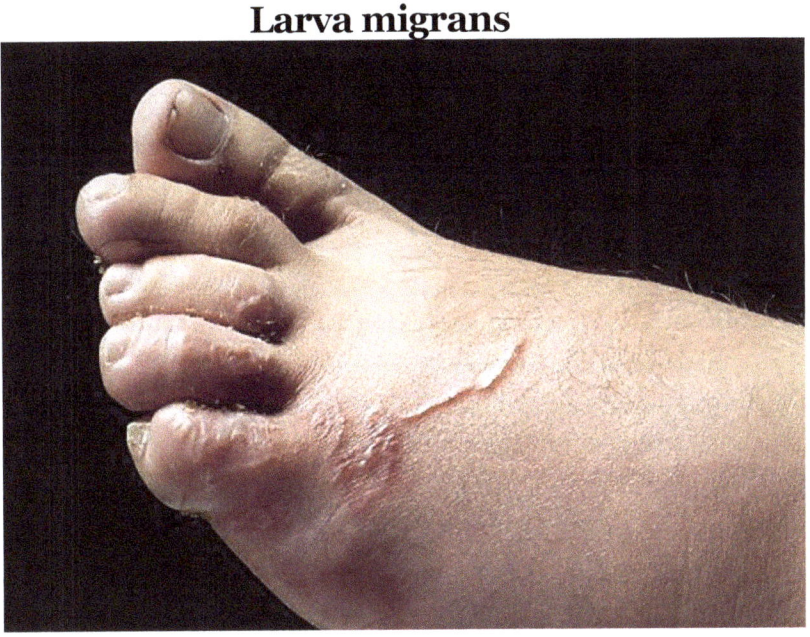

Larva migrans cutânea (LMC) é um termo clínico que designa uma erupção dérmica de caráter linear e serpiginoso, produzida por larvas de alguns Nemathelminthes, normalmente parasitas do intestino delgado de cães e gatos, porém, podem atingir a pele do homem, sendo conhecida por dermatite serpiginosa, dermatite linear serpiginosa e bicho geográfico. A síndrome larva migrans cutânea é causada por larvas de 3º estágio (L3) dos helmintos Ancylostoma braziliense, A. caninum, Uncinaria stenocephala, Gnathostoma spinigerum, A. duodenale, Necator americanus, Strongyloides stercoralis e formas imaturas de Dirofilaria. A espécie A. braziliense parasita o intestino delgado de cães e gatos e a espécie A. caninum parasita o intestino delgado de cães. A. braziliense e A. caninum apresentam aproximadamente 1cm de comprimento, machos possuem bolsa copuladora bem desenvolvida, extremidade anterior curvada para a região dorsal (aspecto de anzol), com cápsula bucal subglobular, bem desenvolvida. A. braziliense apresenta um par de dentes grandes na margem anterior ventral da cápsula bucal enquanto A. caninum apresenta na mesma posição, três pares de dentes grandes. As larvas de terceiro estádio entram em contato com a pele humana, perfuram o estrato epitelial, mas não conseguem atravessar as camadas subjacentes, com isso, caminham ao acaso, abrindo um túnel microscópico. O momento da penetração das larvas infectantes pode passar despercebido, entretanto em pessoas sensibilizadas surgem pontos eritematosos ou pápulas, acompanhados de prurido. Desses pontos partem os túneis que desenham um trajeto irregular e caprichoso, avançando 2 a 5 cm por dia. Algumas vezes, a linha serpeante restringe-se a uma pequena área e em outras, alonga-se como o traçado de um mapa. Histologicamente o túnel desenvolve-se pela destruição da camada germinativa de Malpighi. No trajeto ocorre reação inflamatória onde se observa infiltrado de células eosinófilas e mononucleares. Com o deslocamento da larva, a lesão vai ficando como um cordão eritematoso, saliente, irregular e pruriginoso, podendo estar recoberto por vesículas. Com o passar dos dias, a parte antiga do trajeto tende a desinflamar, deixando em seu lugar apenas uma faixa hiperpigmentada, que desaparecerá mais tarde. Infecções microbianas secundárias podem transformar essas lesões em uma piodermite, principalmente pelas escoriações da pele, devido ao ato de coçar, provocado pelo intenso prurido. O número de larvas e, portanto, o número de trajetos inflamatórios lineares varia de uma única a dezenas ou centenas. As partes que mais frequentemente entram em contato com o solo são as mais sujeitas como pés, pernas, mãos e antebraços. Em crianças que brincam sentadas no chão, normalmente na região glútea e coxas, em frequentadores de praias as larvas podem penetrar em outras partes do corpo que normalmente ficam protegidas pela roupa. A duração do processo é muito variável podendo curar-se espontaneamente ao fim de poucos dias ou durar semanas a meses. O sintoma mais molesto é o prurido, que costuma aumentar à noite e chega a provocar insônia. Casos com manifestações pulmonares concomitantes sugerem que algumas larvas tenham alcançado os pulmões ou que tenha havido infecção simultânea por outros ancilostomídeos. A larva migrans cutânea ocorre mais frequentemente em áreas tropicais e subtropicais, sendo reportada na Argentina, Austrália, Brasil, Caribe, França, Alemanha, Índia, Israel, México, Filipinas, África, Espanha, Estados Unidos e Uruguai, todavia, a prevalência da infecção humana é desconhecida. O problema é mais comum em pessoas que frequentam praias e terrenos arenosos, poluídos com fezes de cães e gatos, pois, as condições de solo umidade e calor favorecem o desenvolvimento de larvas infectantes. Em algumas regiões ocorre apenas nos meses do ano caracterizados por temperatura e umidade mais altas. Nas praias, as áreas sombreadas onde a areia não é invadida pelas marés são muito favoráveis ao desenvolvimento da forma infectante. Não ocorre nas áreas diretamente banhadas pelo mar devido ao alto teor salino. Em muitos lugares os gatos são as principais fontes de infecção pelo hábito de enterrar as fezes principalmente em lugares com areia, favorecendo a eclosão dos ovos e desenvolvimento das larvas. As crianças contaminam-se principalmente ao brincar em depósitos de areia para construções e em locais com areia destinados a recreação onde existe circulação de cães e gatos. A larva migrans visceral é causada principalmente pelas larvas (L3) de Toxocara canis e secundariamente por larvas de Toxocara cati e A. caninum. A espécie T. canis está classificada no filo Nemathelminthes, classe Nematoda, ordem Ascaridida, superfamília Ascaridoidea, família Ascarididae. T. canis - parasita o intestino delgado de cães e menos comumente de gatos. Larva migrans visceral é um problema mundial. Exames realizados em humanos apresentaram positividade para Toxocara de 4,7% no Canadá, 3,6% na Grã-Bretanha e 6,7%, nos Estados Unidos da América (USA), sendo nos USA, em 1981, diagnosticados 675 casos de toxocariose ocular. Os machos de T. canis medem de 4 a 10 cm e as fêmeas de 5 a 18 cm, possuem três grandes lábios, asas cervicais em forma de lança, esôfago sem bulbo na região posterior, machos com dois espículos e sem gubernáculo, com asas caudais, apêndice digitiforme e com papilas pré e pós-cloacais. Fêmeas com duplo aparelho reprodutor, ovíparas, ovos com membrana espessa, ornamentada, elípticos, contendo uma célula (não segmentados), vulva situada na metade anterior do corpo. Os parasitas responsáveis por Larva migrans estão amplamente distribuídos. Os caninos, como principais hospedeiros, propagam as parasitoses, com maior ou menor intensidade, de acordo com o grau de infecção, condições imunológicas, cuidados dedicados aos animais e condições climáticas, que de um modo geral no Brasil, são favoráveis ao desenvolvimento do ciclo biológico. As fêmeas de Toxocara apresentam elevada postura e os ovos apresentam grande capacidade de sobrevivência no ambiente, favorecendo a manutenção do ciclo biológico e também a ingestão dos ovos infectantes principalmente pelas crianças que ainda não apresentam hábitos higiênicos. Algumas bases químicas que apresentam comprovada ação contra Ancylostoma e Toxocara: mebendazole, fembendazole, albendazole, nitroscanato, pamoato de pirantel, milbemicina oxima. A ivermectina é eficaz no tratamento dessa dermatose, com dose única de 12 mg, via oral. Se houver poucas lesões cutâneas, o tiabendazol creme ou pomada a 10% pode ser utilizado. Aplicação de neve carbônica e cloreto de etila sobre a lesão cutânea foi utilizada no passado, porém, pelo risco de cicatrizes, é um método em desuso.

Afecções metabólicas
Acrodermatite enteropática

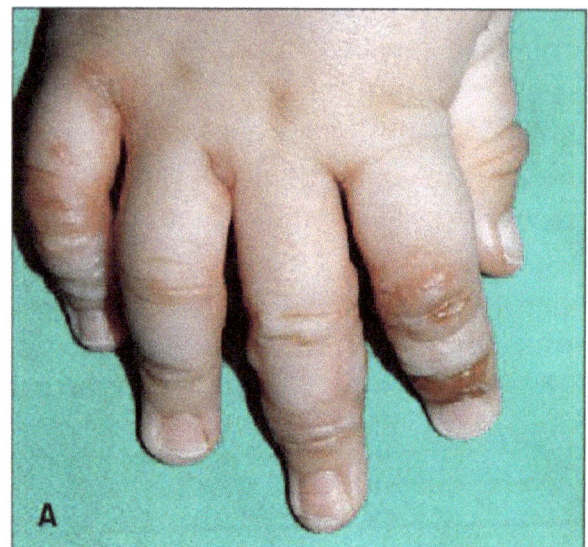
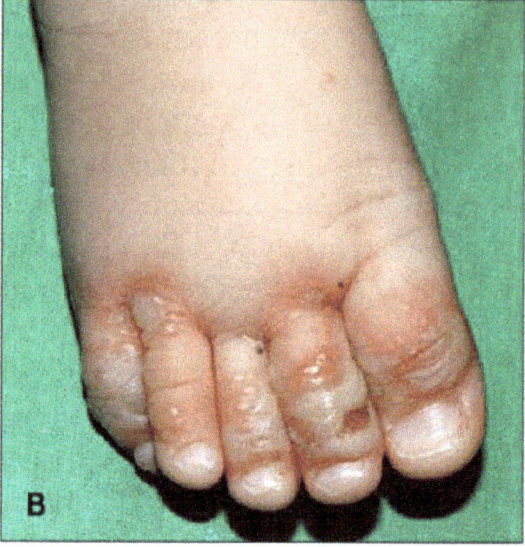

Afecção de herança recessiva, consistindo em placas eritematosas, escamosas, erosivas e crostosas. Apresenta-se, às vezes, com vesículas e bolhas, geralmente bem delimitadas, que se localizam na face, couro cabeludo, axilas, joelhos, cotovelos, mãos, pés e ao redor da boca, ânus e genitais. O quadro lembra a psoríase ou a dermatite seborreica. Onicodistrofias (anoníquia e microníquia), paroníquia e alopecia podem estar presentes. Diarreia com fezes mal cheirosas, espumosas, volumosas, é sintoma importante, podendo também ser observada fotofobia e depressão mental. Acrodermatite enteropática ocorre de duas formas: forma hereditária autossômica recessiva e forma adquirida. A forma congênita de AE é desordem genética rara caracterizada por defeito congênito da absorção gastrintestinal de zinco. Manifestações da doença tipicamente apresentam-se quando o infante afetado é retirado da amamentação. A forma adquirida é decorrente de deficiência nutricional de zinco, ou seja, em infantes prematuros que recebem alimentação parenteral prolongada. As lesões cutâneas características incluem erupção vesico bolhosa periorificial e de extremidades levando a placas crostosas intensamente demarcadas e descamativas. Na fase aguda, irritabilidade e distúrbios emocionais são evidentes devido à destruição (atrofia) do córtex cerebral.

Lipoidoses – Xantomas

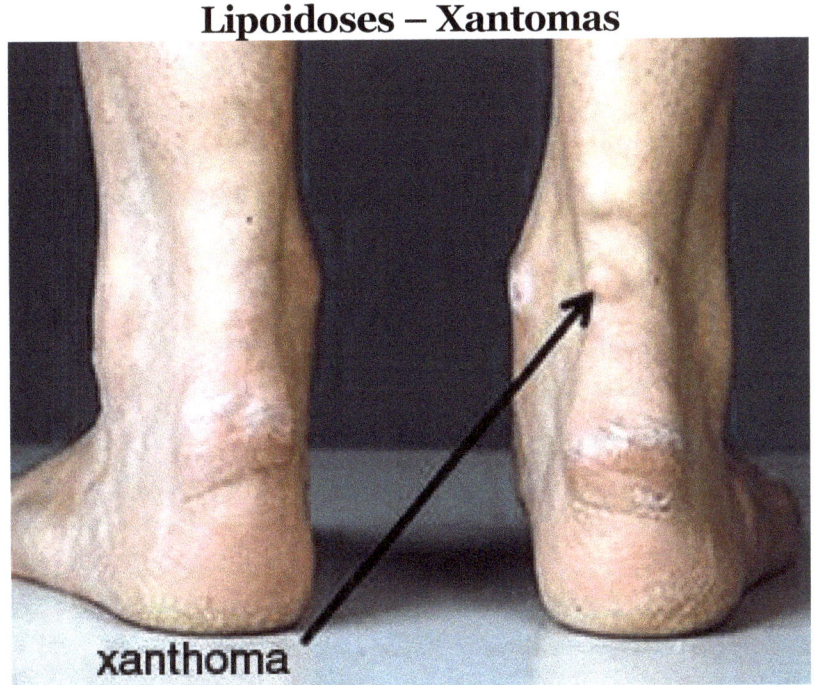

Os xantomas são lesões cutâneas decorrentes de depósito de lípides na pele. É a exteriorização, na cútis, de doenças por distúrbio local ou geral do metabolismo lipídico (hiperlipidemias causadas por anormalidades no metabolismo do colesterol). Os xantomas podem estar presentes mesmo com lípides circulantes normais, por alterações puramente locais. Os xantomas que acompanham alterações lipídicas têm predileção por áreas sujeitas a traumatismos.

Os xantomas consistem em macrófagos teciduais que fagocitaram a parte lipídica de lipoproteínas depositadas em certos tecidos. Os lipídios são insolúveis, sendo transportados no plasma sob a forma de lipoproteínas plasmáticas solúveis. As cinco frações das lipoproteínas podem ser separadas por eletroforese ou por ultracentrifugação segundo suas respectivas densidades, sendo conhecidas como: quilomicrons, lipoproteínas de muito baixa densidade (VLDL), intermediárias (LDL) e lipoproteínas de alta densidade. A forma eruptiva de xantomas usualmente está associada ao Diabetes Mellitus.

Xantomas eruptivos: Ocorrem sob a forma de uma miríade de pápulas amarelas que aparecem de modo súbito. Localizam-se nos glúteos, coxas, braços, antebraços, dorso e tórax. Usualmente estão relacionados ao excesso de quilomicrons, secundariamente a DM descompensado, abuso de álcool ou estrogênios exógenos. Podem ser extremamente inflamatórios e, muitas vezes, pruriginosos e dolorosos à palpação, apresentando halo eritematoso a seu redor.

O diagnóstico, além de clínico, é feito pela eletroforese de proteínas e histopatologia, a qual demonstra um infiltrado de células de xantoma. O tratamento é árduo e envolve o uso de agentes hipolipemiantes, e o auxílio de um nutricionista.

Xantomas tuberosos: são nódulos ou nodosidades, isolados ou agrupados, de tamanhos variáveis, localizados nas superfícies de extensão, cotovelos, articulações falangeanas, nádegas, joelhos e tornozelos. Têm cor amarelo-alaranjada e nunca se ulceram.

Xantomas tendinosos: são nódulos que se formam ao longo de tendões, fáscias e periósteo, especialmente no dorso das mãos, cotovelos, joelhos e tornozelos.

Diabetes bronzeum

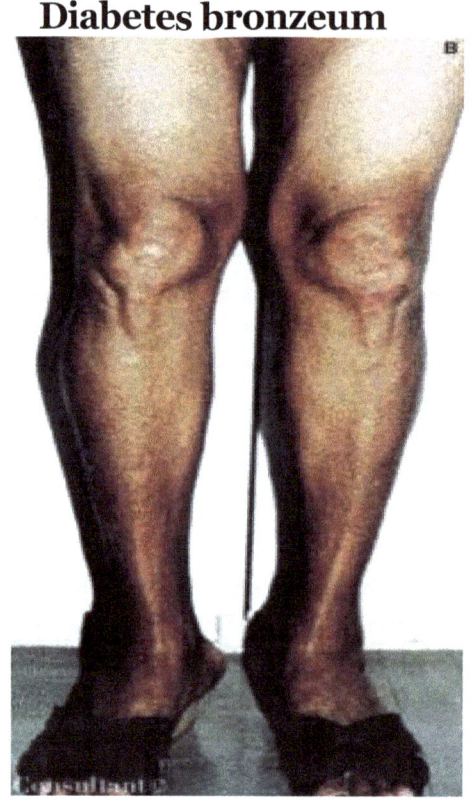

O surgimento de hiperpigmentação, principalmente nas regiões expostas, devida à hemocromatose, pode promover o diagnóstico de diabetes. Lembrando que a hemocromatose também pode estar associada à porfiria, dosagens de porfirinas plasmáticas e urinárias devem ser solicitadas, além da quantificação de ferro sérico e de proteínas transportadoras de ferro. Quando se suspeita de hemocromatose, a coloração específica para ferro, coloração de Perls, pode ser útil na biópsia de pele, que mostrará coloração azulada principalmente em torno das glândulas sudoríparas. A hiperpigmentação localizada ou difusa deve ser diferenciada de eritema pigmentar fixo, eritema abigni, amiloidose cutânea e dermatite cinzenta, além da doença de Addison, argíria, Aids, entre outras.

Acantose nigricans

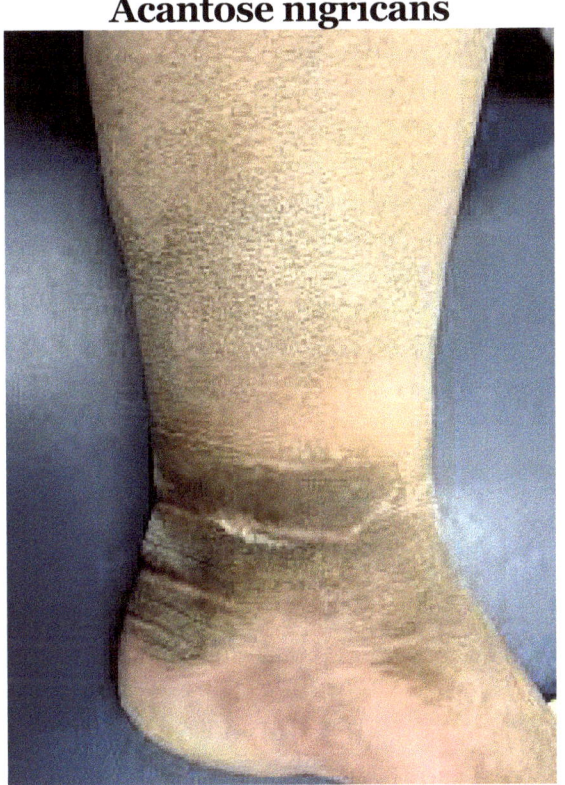

A acantose nigricans também pode estar associada ao diabetes, lembrando a HAIR-NA síndrome (hiperandrogenismo, resistência à insulina e acantose nigricans). A acantose nigricans pode ser familiar ou adquirida, associada à obesidade primária, a outras endocrinopatias e a neoplasias.

Dermopatia diabética

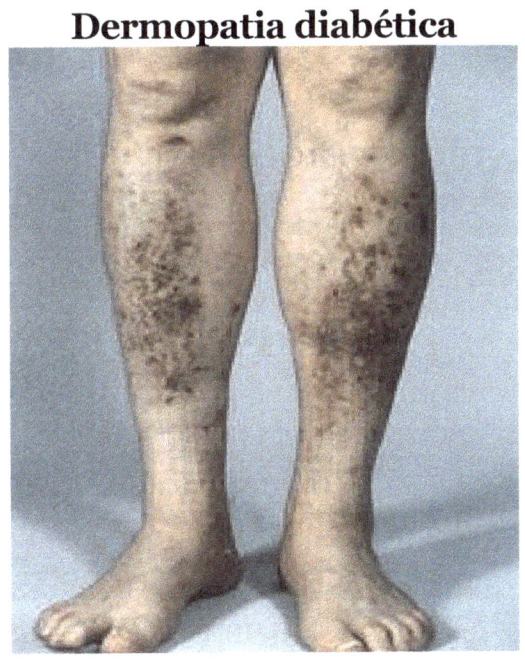

Está presente em 50% dos diabéticos, sendo mais comum no sexo masculino. Caracteriza-se por placas hipercrômicas e atróficas, principalmente na região dos tornozelos, refletindo a alteração da microcirculação na patogênese do diabetes.

Elastose perfurante

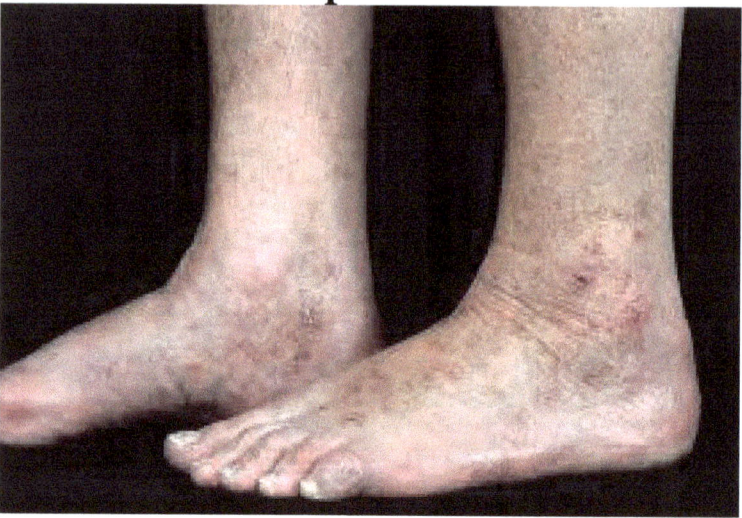

Dermatoses perfurantes podem estar associadas ao diabetes, assim como às doenças renais. Deve-se lembrar que, na necrobiose lipoídica diabeticorum, pode ser descrita eliminação transepidérmica de fibras elásticas.

Afecções por agentes mecânicos, calor e frio - petéquias calcaneanas

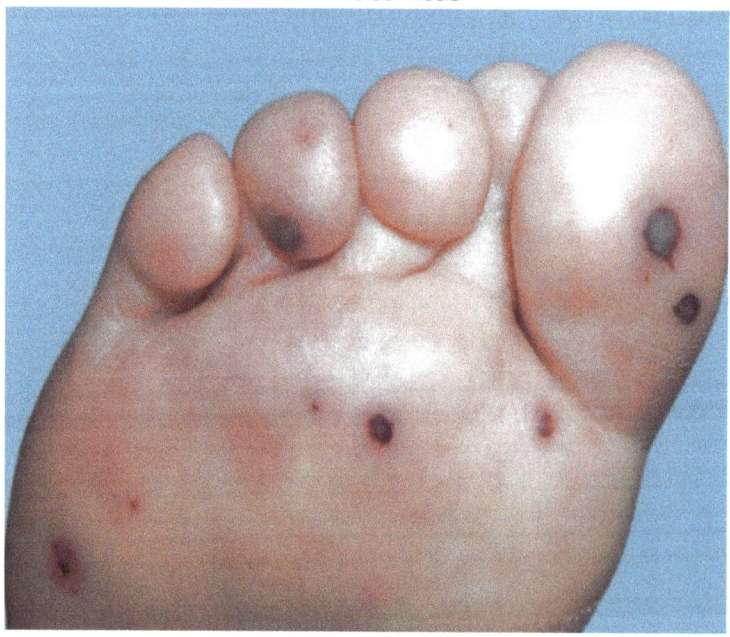

Denominadas também sufusões hemorrágicas traumáticas puntiformes do calcanhar, hemorragia pós-traumática puntiforme ou calcanhar preto, é uma afecção benigna, localizada na região calcaneana. São causadas por hemorragias na camada córnea por traumatismos, principalmente em práticas desportivas. Caracterizam-se por lesões pontuadas de cor preta, que podem estar isoladas ou formando grupos. A causa mais comum de petéquias é o trauma físico. Inofensivas, geralmente desaparecem dentro de alguns dias. Porém, a petéquia pode ser um sinal de baixo número de células da coagulação, plaquetas (trombocitopenia) que deve ser sempre rapidamente investigada. Ela pode ser interpretada como uma vasculite, uma inflamação de vasos sanguíneos, que requer tratamento imediato para prevenir danos permanentes.

Perniose

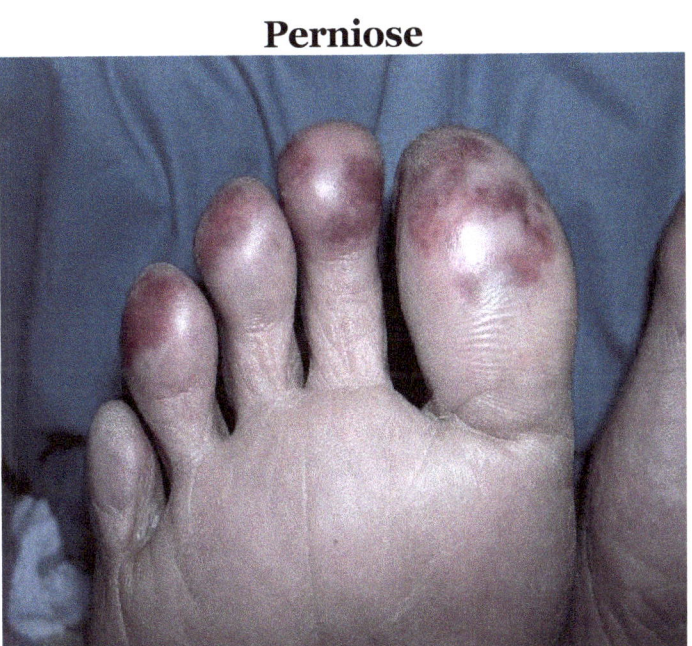

A perniose, ou o eritema pérnio, pode ser considerado como resposta exagerada ao frio em indivíduos suscetíveis. Predomina em jovens, crianças e adolescentes. É freqüente nas zonas frias e temperadas, ocorrendo ocasionalmente nas subtropicais durante invernos mais rigorosos. Lúpus eritematoso pérnio foi descrito pela primeira vez por Hutchinson no século XIX (1888) como uma forma de lúpus com manifestações de perniose. Perniose são lesões inflamatórias de pele decorrentes de uma reação anormal à diminuição da temperatura ambiental. Embora sua fisiopatologia seja desconhecida, vários autores têm sugerido uma base vascular das lesões. O resfriamento lento causaria formação de cristais de gelo extracelulares, que levaria à desidratação e aumento da pressão osmótica intracelular com lesão dela. Há uma associação freqüente com a acrocianose, situação em que ocorre uma vasoconstrição de pequenas artérias subcutâneas e arteríolas. A doença pode manifestar-se em todas as idades, ambos os sexos e todas as raças, mas é mais comum em mulheres e crianças. É observada em climas úmidos como no noroeste Europeu e em certas áreas costeiras dos Estados Unidos. A doença tende a manifestar-se no começo do inverno em crianças, e nos meses de primavera em adultos que trabalham ao ar livre expostos ao frio. A perniose quando descoberta pela primeira vez em um indivíduo é alarmante, tanto para o médico como para o paciente. As lesões começam de forma aguda: purpúricas ou eritematosas, únicas ou múltiplas. Geralmente são pápulas eritematosas, pruriginosas e dolorosas. As extremidades são as áreas mais afetadas, particularmente o dorso das falanges proximais dos dedos, superfície plantar dos dedos do pé e calcâneo, orelhas e nariz, podendo ainda ocorrer ao longo dos braços e pernas. Em casos graves pode haver fissuras hiperqueráticas e até ulcerações. As lesões desaparecem espontaneamente em cerca de 3 semanas.

Fatores predisponentes: Exposição persistente ou intermitente à umidade e ao frio, principalmente nos adultos que têm anormalidades vasculares subjacentes, tais como: acrocianose, Doença de Raynaud, aterosclerose ou eritrocianose. Outras condições predisponentes são: fatores genéticos, anorexia nervosa, macroglobulinemia, disproteinemia, leucemia mielomonocítica crônica e lúpus eritematoso. Na criança e adolescente estes fatores predisponentes são incomuns. Deve ser diferenciada de desordens que se apresentam de forma semelhante, como Eritema multiforme, Lúpus pérnio (manifestação da sarcoidose), Doença de Raynaud, crioglobulinemia e criofibrinogenemia. Algumas lesões similares têm sido vistas no sexo masculino, em idosos com leucemia monocítica. Entretanto, a maiorias destas condições são persistentes, independente das condições climáticas. As lesões de perniose solucionam-se lentamente durante 1 a 3 semanas, a menos que a exposição ao frio e à umidade continue. Recomendam-se regimes prolongados de medidas profiláticas, tais como o uso de vestimentas adequadas e aquecimento do ambiente, como também o reconhecimento das condições de tempo que podem predispor à lesão. É importante a prevenção de novas lesões. Em alguns casos há necessidade de anti-inflamatórios não hormonais (AINES) e vasodilatadores (Nifedipina).

Afecções psicossomáticas
Dermatocompulsões

São lesões produzidas pelo doente em áreas localizadas por movimentos compulsivos causados por ansiedade ou outros fatores emocionais ou por neurose ou psicose. No Homem, as dermatoses psicogênicas abrangem as seguintes Síndromes:

➢ Síndrome de Meadow: Ocorre em crianças nos primeiros anos que são levadas para consultas ou internações com quadros clínicos ou lesões produzidas pelos pais, geralmente pela mãe. A suspeita diagnóstica, quando o quadro é cutâneo, é pelas lesões insólitas, como na dematite artefata.

➢ Síndrome de Munchausen: Caracteriza-se pela mitotomia e peregrinação hospitalar. O doente inventa doenças eventualmente produzindo lesões cutâneas e conseguindo sucessivas internações hospitalares e cirurgias.

➢ Escoriações neuróticas: São lesões compulsivas produzidas com as unhas que o doente justifica pela sensação incontrolável de prurido, queimação ou necessidade de remover algo da pele. Ocorrem em neuroses ou depressões. O doente refere a produção das lesões, mas não resiste ao impulso do trauma que o alivia da tensão. O diagnóstico se faz pelo quadro clínico, excluindo-se sempre uma afecção cutânea primitiva.

➤ Dermato-compulsões: Lavagem excessiva das mãos, onicofagia (roer unhas), cutisfagia (morder as falanges), queilofagia (mordedura dos lábios), tricotilomania (arrancar os cabelos).

➤ Dermatite factínea: A dermatite factínea é constituída por lesões cutâneas produzidas pelo doente e propositalmente negadas. É de origem psicogênica, por conflitos ou outros fatores mentais, visando obter simpatia, atenção, compensação vantagem ou procurando preocupar, contrariar ou magoar familiares. Grande número de agentes são utilizados na produção de lesões, como soda cáustica e outros agentes químicos, lixas e numerosos instrumentos, como tesoura, facas, pinças etc. O diagnóstico pode ser difícil e o doente pode, por meses ou anos iludir e manter a simulação. Curativos oclusivos, solicitando-se ao doente não os tocar, e efetuados de maneira que possa ser evidenciada qualquer manipulação, podem possibilitar o diagnóstico.

➤ Dermatofobias: A dermatofobia é um estado fóbico obsessivo em que o doente pensa, imagina ou acredita que é portador de uma infestação ou infecção, que ocorre involuntariamente, persistente e perturbadora, a despeito de esforços e esclarecimentos para ignorar ou suprimir. As principais dermatofobias são: Venerofobia, leprofobia, cancerofobia, bromidrofobia, aidsfobia, que são fobo-obsessões em que o doente acredita ser portador de doença sexualmente transmitida, lepra, câncer, suores fétidos ou infecções por HIV respectivamente. Além destas tem também a Acarofobia em que o doente acredita ser portador de parasitos na pele. Há geralmente queixa de prurido ou picadas, e o doente, em estado alucinatório, retira fragmentos de pele, identificando-os como parasitos, inclusive levando-os ao médico para comprovação.

Onicofagia

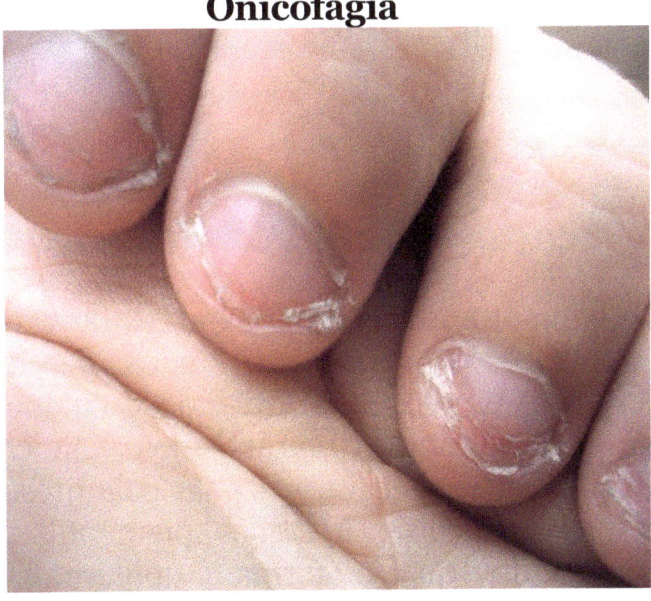

Onicofagia é o impulso de morder ou triturar as unhas e eventualmente as cutículas. Pode ser somente de parte da lâmina ungueal, mas nas formas severas a unha é destruída até a raiz, surgindo eventualmente infecção secundária. Causas externas e internas da onicofagia: Entre as causas externas podemos mencionar problemas tão variados como: problemas econômicos, problemas profissionais, problemas de casal, etc. E entre as causas internas podemos mencionar: fatores internos como necessidade de autoflagelação ou auto castigo por não se sentir completamente a gosto consigo próprio, com sua vida financeira, de como reage a certas situações, de como as outras pessoas te veem, etc. Sobre este último aspecto existe casos documentados de pessoas que submetidas à hipnose, revelam que atacam literalmente seus dedos e unhas até níveis de se fazer verdadeiro dano, porque não se sentem à vontade consigo mesmas, com sua vida profissional, etc. E este é talvez um dos problemas da onicofagia mais difíceis de erradicar.

Incidência: Ainda que em muitos casos perdure até a idade adulta, a maior incidência deste mau hábito dá-se na puberdade. É mais comum no sexo masculino que no feminino, e ocorre com a seguinte frequência:
- 44% de adolescentes
- 28% aos 33% de meninos entre 7 e 10 anos
- 19% aos 29% de adultos jovens
- 5% de adultos maiores.

Afecções congênitas e hereditárias - Epidermólise bolhosa

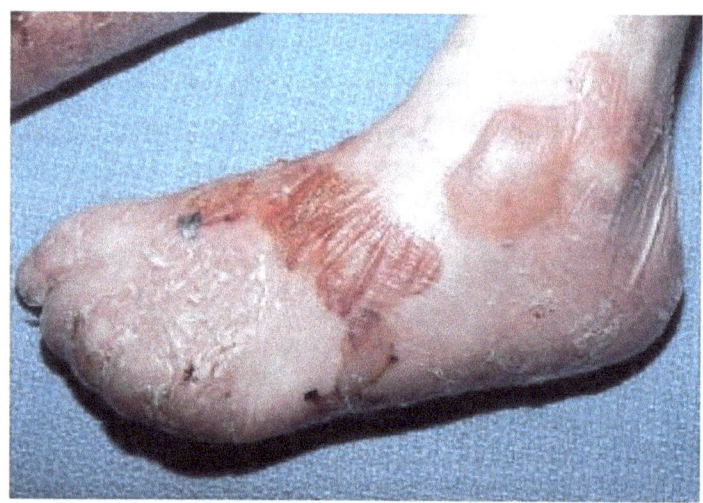

Compreende um conjunto de afecções bolhosas, de caráter hereditário, com diferentes quadros clínicos e diferentes modos de transmissão genética. Caracteristicamente, existe uma especial fragilidade cutânea que se traduz pela formação de bolhas aos mínimos traumatismos. Clinicamente, compreende formas simples e distróficas, estas caracterizadas pela presença de atrofia, cistos tipo milium, distrofias ungueais, alterações pigmentares e lesões mucosas. Reconhecem-se atualmente, quatro formas: epidermólise bolhosa simples, erupção bolhosa recorrente das mãos e pés, epidermólise bolhosa juncional e dermatose bolhosa dermolítica.

Epidermólise bolhosa simples: de caráter genético dominante, as primeiras manifestações surgem ao nascimento ou logo após em áreas de pressão ou trauma, mãos, pés, joelhos, cotovelos e coxas. São bolhas tensas de dimensões variáveis, conteúdo seroso ou hemorrágico que evoluem para cura sem deixar cicatriz. Formas mais severas podem apresentar cicatrizes discretas, leves lesões de mucosa oral e espessamento ungueal, porém nunca há comprometimento do estado geral.

Erupção bolhosa recorrente das mãos e pés: variante autossômica dominante na qual as lesões são em geral detectadas nos dois primeiros anos de vida, embora existam casos de aparecimento tardio. As lesões ocorrem exclusivamente nas mãos e pés sendo mais numerosas nos pés, pelo traumatismo da locomoção. Assentam-se no dorso e região plantar dos pés e superfície dos dedos das mãos. Não há comprometimento mucoso ou outras alterações orgânicas. A EB é originada por um defeito no gene responsável por produzir a proteína (colágeno) que cola a pele ao corpo. "A alteração genética se dá na falta da produção do colágeno que liga as camadas da pele. Sem essa proteína, essas camadas se separam facilmente sob qualquer pressão", explica Hans. A EB é ainda pouco conhecida, atinge crianças, adolescentes e adultos, e aparece já nos primeiros dias do bebê, acompanhando o paciente por toda a vida. A doença tem três tipos: simples, distrófica e juncional. Na forma simples, embora as bolhas sejam extremamente dolorosas, a cicatrização não deixa grandes danos permanentes e as crianças têm a tendência de melhorar com a idade. Na distrófica, a formação de bolhas é espalhada, constante e deixa cicatrizes, podendo resultar em alteração permanente da pele. É comum, por exemplo, a junção de dedos e a contração das mãos e dos pés reduzindo a movimentação dessas pessoas. Ela também pode comprometer as mucosas da boca, do esôfago, trato intestinal e do ânus. A EB juncional é o tipo mais grave, pois atinge também o esôfago, o estômago, o duodeno e o intestino, fazendo com que o paciente tenha lesões internas e não consiga deglutir ou digerir os alimentos. Geralmente as crianças portadoras da EB juncional morrem em seus primeiros anos de vida. "A EB não tem cura. O tratamento visa amenizar os sintomas e ajudar os portadores a viverem da melhor forma possível". Como a EB envolve problemas em diversas partes do corpo, o tratamento deve ser feito por uma equipe de profissionais de saúde. "As formas graves exigem cuidados que, em muitos aspectos, são semelhantes aos dos queimados". Muitos desses cuidados são dados pelos pais, mas o envolvimento das pessoas que têm contato com o paciente é essencial. Isso inclui o médico (geralmente um pediatra), um dermatologista, um enfermeiro, um dentista pediatra, um especialista gastrointestinal, um nutricionista, um cirurgião plástico e um psicólogo ou assistente social, bem como professores e parentes. "Os cuidados devem centrar-se na prevenção de infecções, na proteção da pele contra o trauma e na atenção para as deficiências nutricionais e complicações alimentares, além da necessidade de apoio psicológico para a família inteira".

Paquidermoperiostite

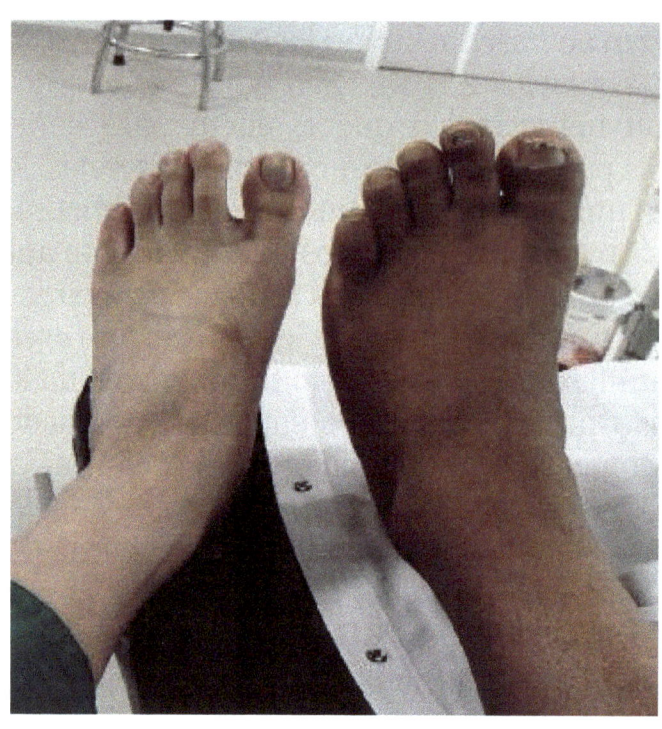

Afecção rara, com uma forma congênita por herança dominante que se inicia na adolescência e uma forma adquirida, secundária a um carcinoma de pulmão. As manifestações consistem em aumento de volume das extremidades – dedos, mãos, artelhos, pés, tornozelos, punhos, antebraços e pernas, por hiperplasia das partes moles e proliferação periosteal dos ossos. Concomitantemente, observa-se espessamento da pele da face e das pálpebras, com dilatação dos folículos pilossebáceos. O espessamento da pele leva à formação de pregas, rugas transversais na fronte e couro cabeludo configurando o aspecto de cútis vértice-girata. Os dedos apresentam-se em baqueta pela dilatação das extremidades consequente à hipertrofia das partes moles. Hiperidrose palmo-plantar costuma ocorrer. A osteoartropatia hipertrófica (OAH) primária, também conhecida como paquidermoperiostose, representa uma forma primária (hereditária ou idiopática) de osteoartropatia hipertrófica. Esta representa aproximadamente 3% a 5% de todos os casos de osteoartropatia hipertrófica e caracteriza-se por espessamento cutâneo (face, couro cabeludo, mãos e pés), aumento da espessura dos ossos das extremidades e dedos hipocráticos. Os primeiros casos foram relatados por Friedreich em 1868 e foram considerados como exemplos de acromegalia. Em 1935 definiram as características desta síndrome como uma entidade distinta e enfatizaram as semelhanças entre a síndrome e a osteoartropatia pulmonar.

Acroqueratose verruciforme

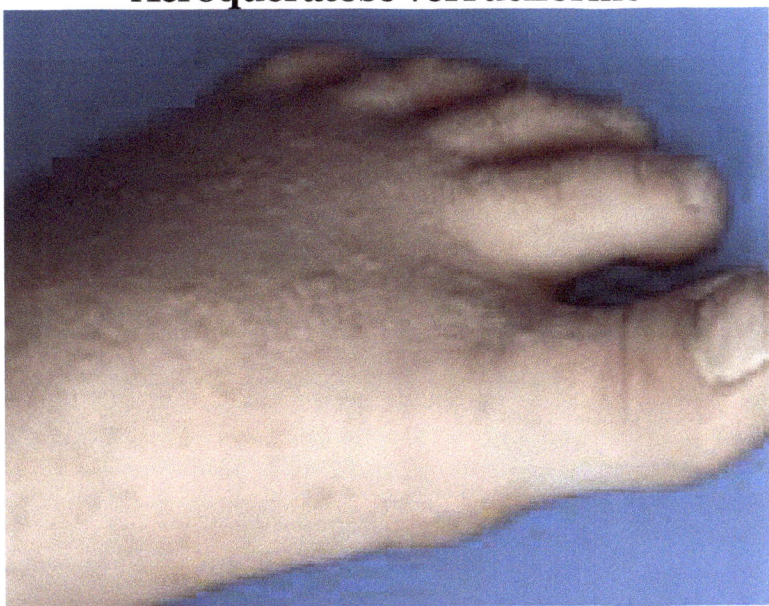

Afecção de herança dominante, caracterizada por pápulas achatadas, queratósicas, às vezes ligeiramente elevadas, localizadas nas porções distais, geralmente no dorso das mãos e pés. A acroceratose verruciforme, descrita por Hopf em 1931, é uma rara genodermatose com herança autossômica dominante que habitualmente se manifesta ao nascimento ou nos primeiros anos de vida, porém casos de surgimento tardio são relatados. Caracteriza-se por pápulas verrucosas, planas, eritêmato acastanhadas ou normocrômicas, localizadas no dorso das mãos e dos pés. Cursa também com ceratoses ponteadas nas palmas, e alterações ungueais são frequentes. À microscopia óptica, apresenta papilomatose, acantose, hipergranulose e hiperceratose.

Poroqueratose de Mibelli

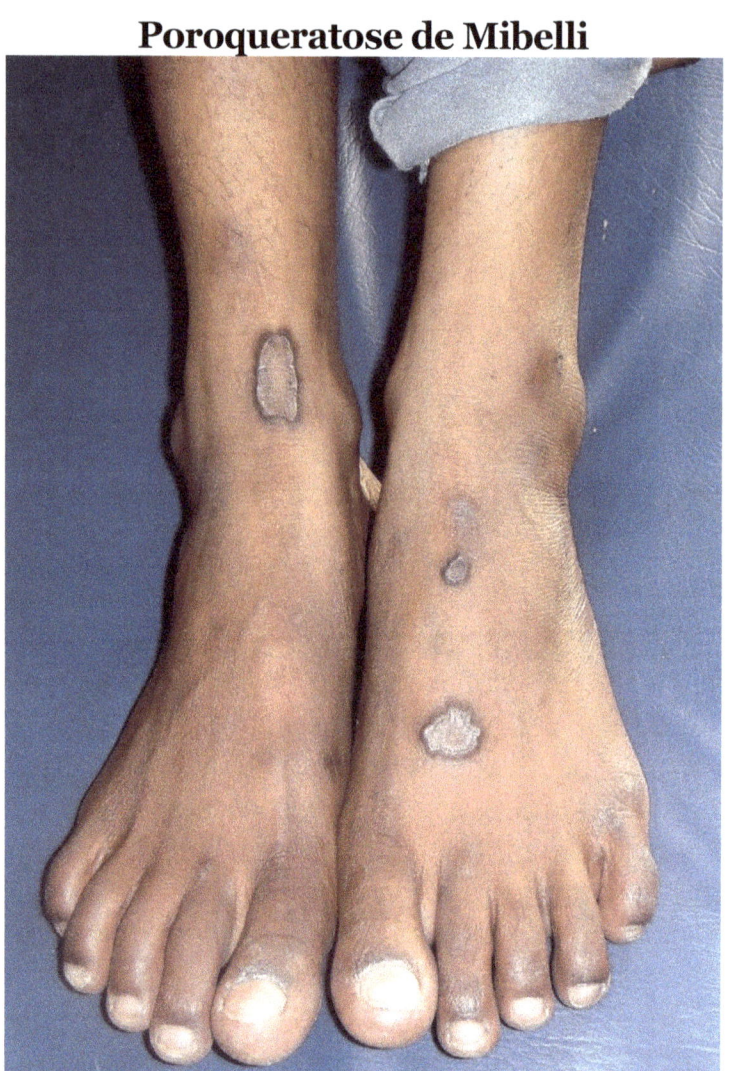

É dermatose rara, crônica, hereditária, cuja lesão inicial, é pápula que, alargando-se, forma lesão característica que consiste em crista córnea periférica, proeminente, circundando área central normal ou atrófica. Inicia-se em qualquer idade e geralmente apresenta múltiplos elementos que se localizam preferencialmente nas extremidades, face e órgãos genitais, podendo ocorrer nas mucosas bucal e genital. A histologia da borda da lesão é característica. A forma clássica de poroceratose foi descrita por Mibelli, um dermatologista italiano, em 1893. Descreveu placas localizadas, crônicas, de crescimento progressivo, hiperceratóticas, com bordos irregulares, atrofia central e, curiosamente uma "muralha" ceratótica periférica. Mibelli nomeou de "poroceratose", acreditando que a patologia se iniciava nas glândulas sudoríparas écrinas, o que não é verdade, podendo as lesões envolver ou não o ducto écrino. As lesões se desenvolvem como placas ásperas, anulares, circundadas por margens queratósicas elevadas. O centro é geralmente atrófico, mas pode ser hiperqueratósico ou normal. Aparecem com frequência nos membros e mostram tendência à disseminação centrífuga. A face, a genitália, a mucosa oral e a córnea podem também ser afetadas. A relação homem/mulher é de 3:1. Há risco de transformação maligna e lesões quiescentes podem tornar-se ativas mediante imunossupressão. A presença da lamela cornóide é a principal característica para o diagnóstico histopatológico.

Atualmente, são conhecidas 5 variantes clínicas de poroqueratose: poroqueratose clássica de Mibelli (PCM, é a mais comum), poroqueratose actnínica superficial disseminada, poroqueratose palmar e plantar disseminada, poroqueratose linear.

Paquioníquia congênita

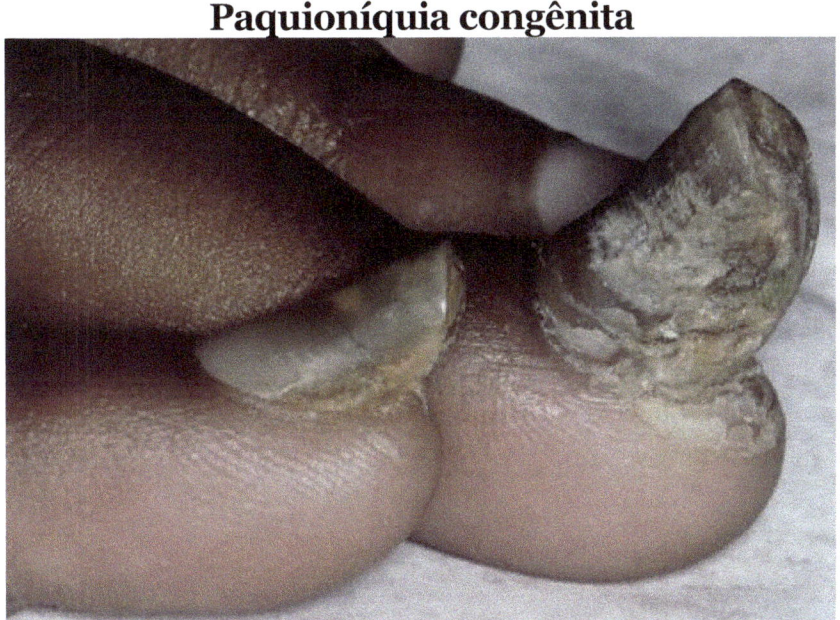

É afecção hereditária dominante na qual há espessamento e separação das unhas com acúmulo de material queratinoso no leito ungueal. Pode ser acompanhada de queratose folicular, de queratoses palmo-plantares e na mucosa oral por leucoqueratose, isto é, placas branco-acinzentadas, localizadas na língua, mucosa jugal e palato duro. O quadro surge na infância.

Entre as alterações características da PC estão:

➤ Unhas espessadas e deformadas, com coloração acastanhada, que se elevam dos dedos (vem daí o nome da doença: paquioníquia);

➤ Formação de calosidades espessas nas plantas dos pés e/ou palmas das mãos (queratodermia palmo-plantar), geralmente nos pontos de pressão ou difusas em alguns casos. Pode ocorrer a formação de bolhas. Estas lesões são dolorosas, e dificultam a caminhada;

➤ Pontos ásperos ao redor dos pêlos (ceratose folicular) em áreas como cintura, quadris, joelhos e cotovelos;

➤ Formação de placas esbranquiçadas na mucosa da boca e da língua;

➤ Formação de lesões císticas de vários tipos.

Pode ser tentada a correção cirúrgica das alterações das unhas e tratamentos paliativos para as calosidades dos pés e das mãos, visando diminuir o seu tamanho e a dor provocada ao caminhar. Os retinoides (medicamentos derivados da vitamina A) são uma opção terapêutica que pode ajudar em alguns casos.

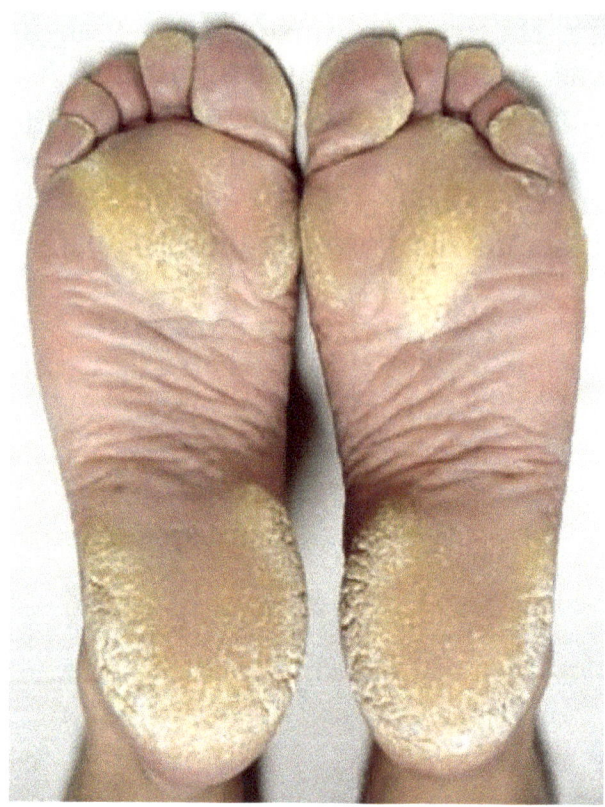

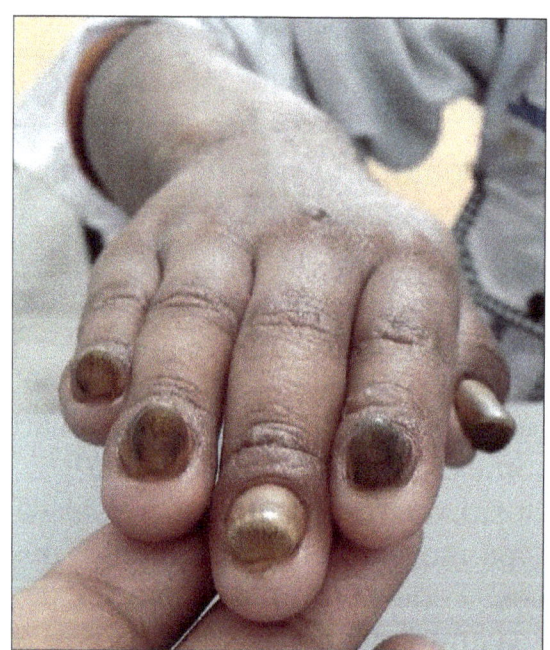

Causas de queratodermias palmo plantares adquiridas:
* Associada à Aids
* Queratodermia por arsênico
* Calosidades
* Queratoderma Climatericum
* Eczema
* HPV
* Queratoderma blenorragicum

* Líquen plano
* Escabiose crostosa
* Queratodermia paraneoplásica
* Psoríase
* Síndrome de Reiter
* Sífilis secundária
* Tinea pedis
* Síndrome de Sézary
* Tuberculose verrucosa

Genodermatoses associadas à queratodermia palmo plantar
* Síndrome do nevo basocelular
* Eritrodermia ictiosiforme congênita bolhosa
* Doença de Darier White
* Epidermodisplasia verruciforme de Lutz Lewandowsky
* Epidermólise bolhosa simples de Dowling Meara
* Ictiose vulgar
* Ictiose lamelar
* Pitiríase rubra pilar.

As queratodermias palmo-plantares constituem um grupo complexo de doenças, apresentando-se com espessamento epidérmico das respectivas regiões, associado ou não a outras manifestações sistêmicas, que podem constituir a principal alteração do quadro clínico, devido à possível morbimortalidade associada. Apresentam diversas classificações, dadas a diversidade genética, morfo topográfica, as manifestações sistêmicas associadas e, mais recentemente, as alterações moleculares relacionadas. Podem ainda ser adquiridas, como manifestações de diversas doenças ou associadas a outras geno dermatoses.

Primitivos - Queratodermia palmo plantar difusa: Consiste em queratose difusa, simétrica, comprometendo plantas e palmas. Podem ocorrer fissuras dolorosas (por perda da elasticidade), orla eritematosa e hiperidrose.

> Tipo Unna-Thost: não transgressivo, isto é, limita-se a superfícies palmo-plantares, exceto eventual comprometimento da superfície volar dos punhos e dorso dos dedos.

É de herança dominante, surgindo nos primeiros anos de vida. Apresenta intensa, difusa e uniforme hiperceratose palmo-plantar alinhada sobre base e bordos eritematosos, com delimitação precisa das lesões (não transgressiva). Acompanha-se, quase sempre, de dolorosas fissuras, ceratose de joelhos e cotovelos e hiper-hidrose responsável por coloração esbranquiçada (ceratose úmida). Infecções dermatofíticas são frequentes. Algumas vezes se observam unhas estriadas, grifóticas, sendo habitual ceratose subungueal mais ou menos intensa.

1. Tipo Meleda: transgressivo, porém a queratose é mais severa, atingindo os pés e mãos como luva. É de herança recessiva, aparecimento precoce e o nome

deriva do registro inicial na ilha de Meleda, no mar Adriático. O quadro é semelhante ao da doença de Greither e cursa com hiper-hidrose, dermatite atópica, coiloníquia e onicogrifose. outros achados incluem presença de pelos em palmas e plantas, língua plicata e sindactilia.

2. Tipo Pappillon Leféve: transgressivo, associado com queda precoce dos dentes decíduos e permanentes. É de herança recessiva. É frequente a associação a hiper-hidrose, com odor desagradável, além de hiperceratose psoriasiforme em cotovelos e joelhos. Outros aspectos sindrômicos importantes são periodontite grave refratária aos tratamentos convencionais; evidências radiográficas de calcificação intracraniana; retardo mental; imunossupressão com maior suscetibilidade às infecções bacterianas da pele e desenvolvimento de abscesso hepático.

3. Tipo Greither: é transgressivo, isto é, além de queratose palmo-plantar difusa, há comprometimento do dorso das mãos e pés, tornozelos, punhos, joelhos e cotovelos. Outros achados incluem: hiperidrose, deformidades e amputações espontâneas de falanges, alopecia total, perda dos dentes, opacidade córnea e lenticular e lentiginose centro facial.

Queratodermia palmo plantar plurifocal

As lesões são dispersas e individuadas. Há os seguintes tipos:

➢ Tipo Buschke-Fischer: pápulas com depressão central ou tampões córneos. É de herança dominante e aparecimento após os 10 anos. Os pacientes apresentam risco aumentado de desenvolvimento de neoplasias malignas. Não foi ainda identificado nenhum gene responsável pela doença.

➢ Tipo Brunauer-Fuhs: queratose estriada em faixa. É de herança dominante, surgindo após o segundo ano de vida. Diferentemente de outras ceratodermias palmo-plantares, não é comum associação a neoplasias viscerais ou cutâneas.

➢ Tipo Oswaldo Costa: forma inversa, consistindo em pápulas córneas translúcidas no dorso das mãos e pés. Podem existir lesões transgressivas.

A acroceratoelastoidose, descrita pelo ilustre brasileiro Oswaldo Costa em 1952, é um raro distúrbio caracterizado, clinicamente, por pápulas amareladas ou transluzentes, pequenas, crateriformes, não confluentes e por vezes ceratóticas. O mais característico indício clínico dessa afecção é a localização da erupção. Habitualmente, é uma erupção discreta que pode comprometer as bordas dos dedos, punho e face antero inferior da perna. A erupção é assintomática. O início do quadro geralmente se faz entre os 20 e 30 anos, porém, aparecimento precoce (3 anos) ou tardio (47 anos) é relatado. Pode ser esporádica ou transmitida por herança autossômica dominante, provavelmente ligada ao cromossomo 2. Trauma crônico pode ser um agente causal, porém sua patogenia é desconhecida. O exame histopatológico revela hiperceratose focal, acantose, hipergranulose e elastorrexe em grau variável.

Queratodermias Secundárias

As queratodermias palmo-plantares secundárias distinguem-se pelo aparecimento tardio, assimetria das lesões e localização parcial, nunca atingindo todas as regiões palmo-plantares. Podem ser por irritação primária (mecânica, física ou química), por sensibilização alérgica ou infecções locais. Podem ser devido a doenças ou dermatoses (psoríase, neuro dermatite, diabetes), drogas (queratoses arsenicais), por perturbações circulatórias periféricas, alterações neurológicas e vícios ortopédicos.

Queratoderma Climatérico

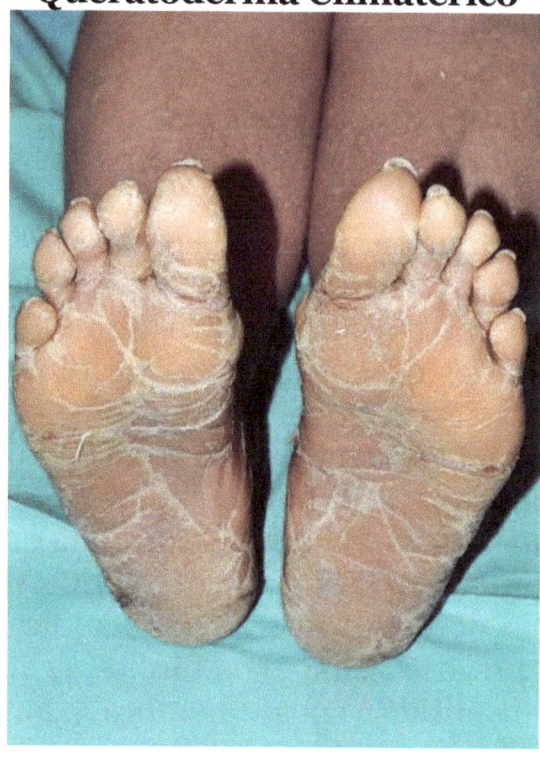

O queratoderma climatérico é síndrome na qual a queratose palmo-plantar ocorre na menopausa. São formas de neuro dermite ou de psoríase palmo-plantar. É possível que a menopausa seja fator contribuinte.

Queratoderma Marginado Palmo Plantar

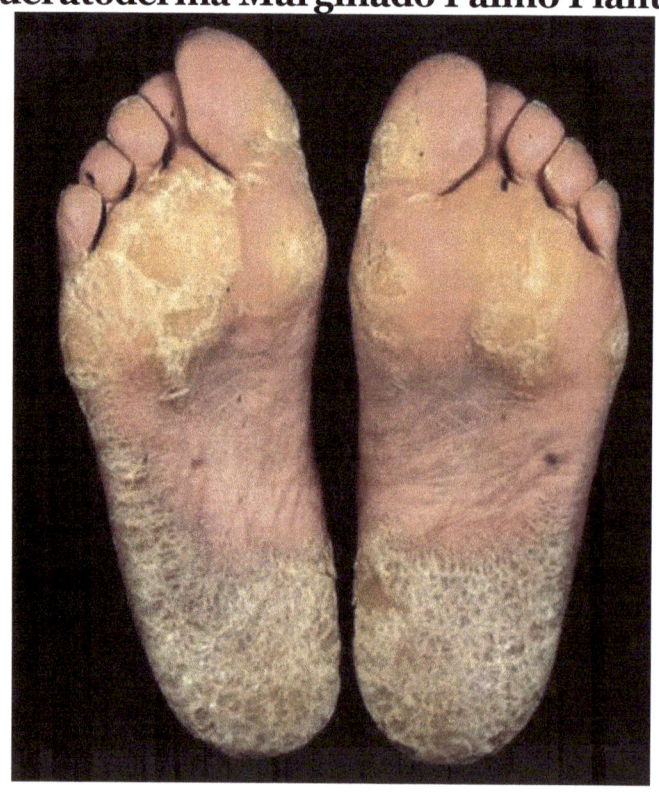

Forma morfológica da queratose nas bordas das palmas ou plantas (Ramos e Silva) frequentemente associada a degeneração solar da pele destas regiões. A ceratodermia marginada palmar de Ramos e Silva, representa, uma forma secundária ao trauma crônico e recorrente, elastose solar e talvez, distúrbio circulatório local. Caracteriza-se pela presença de faixas hiperceratóticas nas bordas cubital e radial das mãos.

Tumores Benignos e Malignos da Pele
Coxim Falangeano

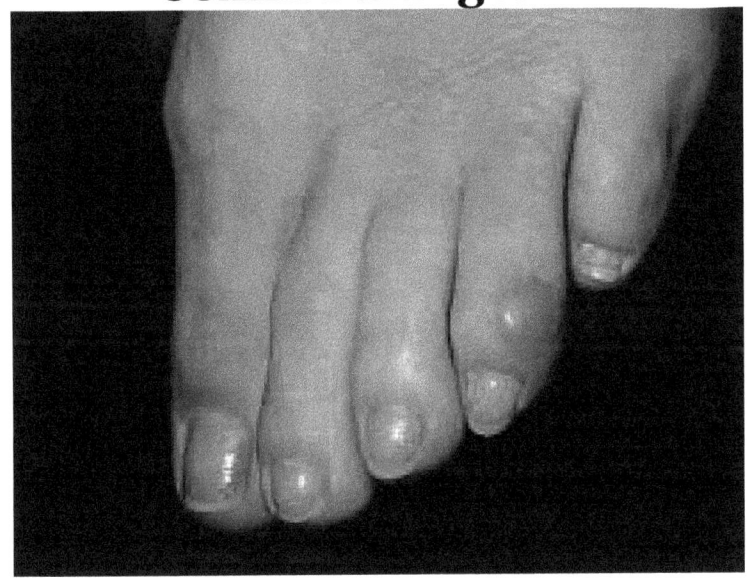

Knuckle pads ou coxim falangeano (CF) é uma placa circunscrita fibromatosa que afeta as Inter falanges dos dedos das mãos e/ou pés. Pode ser uma lesão única ou múltipla. Geralmente o quadro é idiopático, mas pode ter herança autossômica dominante. Tem evolução lenta e progressiva e frequentemente a partir da 4ª década de vida. O CF é uma forma de fibromatose que se caracteriza pela presença isolada ou múltipla de nódulo ou placa hiperceratósica no dorso das articulações interfalangianas ou metacarpo falangeanas. Entende-se fibromatose como um grupo de dermatoses não inflamatórias que se caracteriza pela intensa proliferação de fibroblastos, de etiopatogenia desconhecida. Contudo, existe a hipótese que seu desenvolvimento decorra de uma alteração metabólica focal dos mucopolissacarídeos. O CF descrito primeiramente por Garrod em 1893, é classificado em primário ou traumático, também denominado de pseudo coxim ou secundário. A maioria dos casos secundários são idiopáticos, mas podem fazer parte de outros distúrbios fibromatosos, familiares ou não, como a doença de Peyronie e esclerodermia. Pode ser uma manifestação diabética, assim como é o escleroderma diabético. Também existem casos descritos associados com leucoplasia oral, câncer esofágico, queratodermia palmo plantar (mal de Meleda), e representar um elemento da síndrome de Bart-Humphrey (leuconiquia, surdez e CF). Como diagnóstico diferencial temos o granuloma anular, osteoartrite, queloide, calosidade, eritema elevatum diutinum e nódulos reumatoides. Não existe tratamento específico. A exérese cirúrgica e crio cirurgia são opções terapêuticas; contudo, recidivas são frequentes. Nos casos de pseudo coxim, a remoção do trauma pode determinar a resolução. Nos casos secundários, normalmente a evolução é crônica.

Dermatofibroma

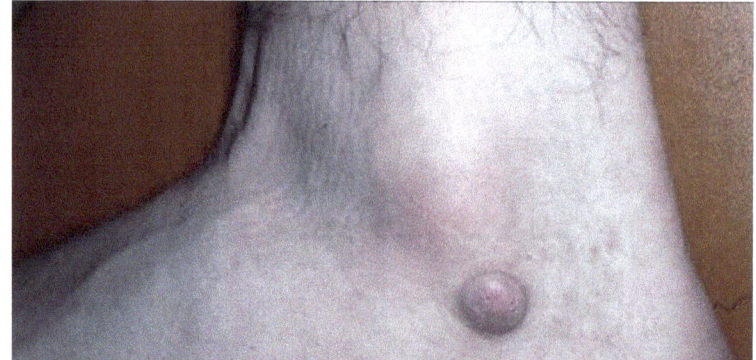

Dermatofibromas representam proliferações reativas benignas do fibroblasto na pele, são nódulos dérmicos múltiplos ou únicos, indolentes, firmes, mais frequentemente localizados nas extremidades. Seu tamanho não excede 5 mm. São mais frequentemente vermelhos ou marrom-avermelhados, mas também podem ser azul-escuros devido à deposição de hemossiderina. Há uma forma especial de fibroma que ocorre na falange distal do primeiro pododáctilo que levanta e deforma a unha, conhecido como exostose subungueal. É caracterizado por nódulos de consistência branda devido a crescimento de tecido ósseo normal mais comumente afetando os grandes pododáctilos. Apresenta-se com edema solitário, de coloração purpúrea ou cor-da-pele, firme, embaixo da unha que pode alcançar tamanho de 8 a 10 mm no diâmetro. Radiografia irá confirmar o diagnóstico. Lesões geralmente se desenvolvem em crianças maiores, adolescentes ou adultos jovens e são frequentemente precipitadas por trauma, embora eles possam involuir espontaneamente. Dermatofibromas são retirados cirurgicamente, mas como são profundos, isso geralmente deixa uma cicatriz. Quando um dermatofibroma fica no caminho de barbear ou está irritado com a roupa, pode ser aplainado por congelamento com nitrogênio líquido.

Cisto Mixoide

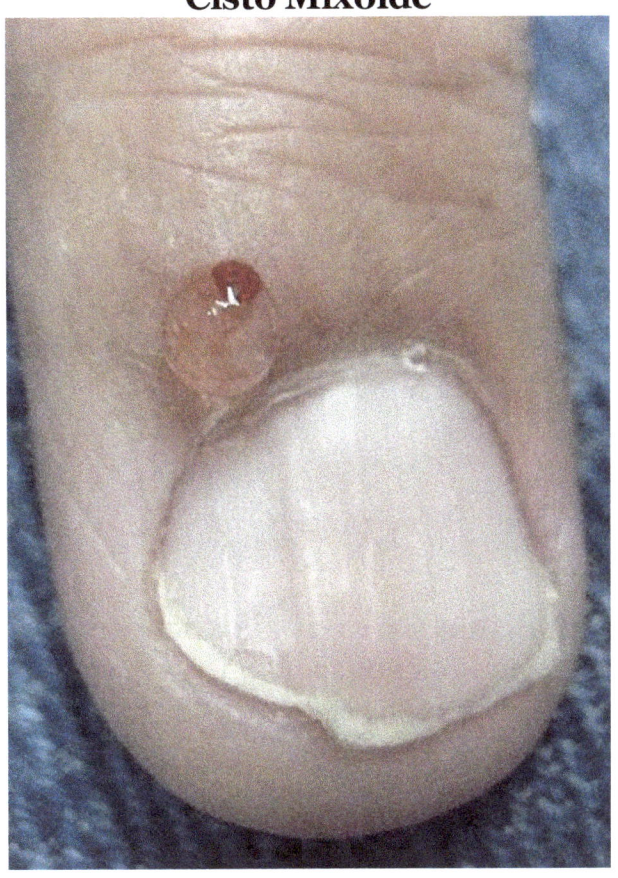

O cisto mixoide é formado por uma alteração degenerativa do tecido conjuntivo da pele, com um excesso de produção de ácido hialurônico, formando lesão cística. A causa é desconhecida, admitindo-se a possibilidade de ser consequente a um trauma local. A doença se caracteriza por lesão nodular, cística, de aspecto translúcido, que aumenta progressivamente de tamanho e localizado frequentemente na última falange dos dedos das mãos ou dos pés. Quando situada mais próximo da matriz da unha, a lesão pode provocar alterações no seu formato, como uma depressão longitudinal.

O tratamento consiste na drenagem e destruição do leito do cisto ou retirada cirúrgica da lesão. Uma técnica alternativa consiste na transfixação do cisto com fios cirúrgicos, que são deixados por 2 a 3 semanas, provocando a involução do cisto. Devidos aos riscos de infecção e cuidados necessários para evitá-la, esta técnica exige cuidados especiais e deve ser realizada apenas por profissionais habilitados, como o médico dermatologista.

Leiomiomas

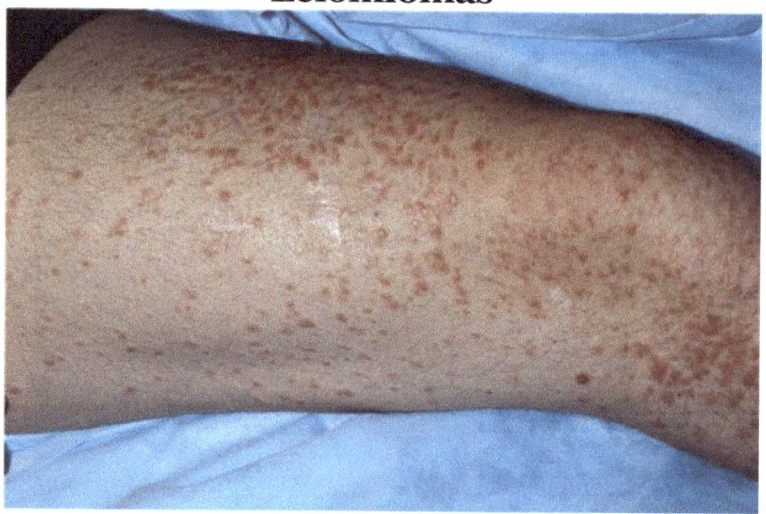

Tumor benigno do músculo liso derivado do músculo eretor do pelo, da média dos vasos sanguíneos, ou dos músculos lisos do escroto, lábios maiores ou mamilos. Leiomiomas cutâneos estão presentes como coleção de nódulos dérmicos firmes, cor-da-pele, vermelhos ou amarronzados, de vários tamanhos. Dor à pressão com palpação lateral ou aplicação de frio é típico.

Hemangioma Capilar – Granuloma Piogênico

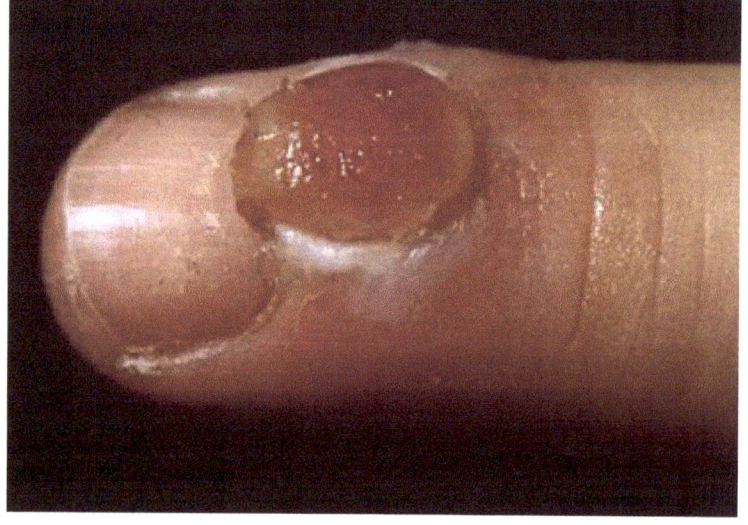

O granuloma piogênico é uma lesão benigna de tecido mole, que se desenvolve a partir do tecido conjuntivo como uma reação inflamatória do tipo proliferativo a uma irritação não específica, crônica e de baixa intensidade. Esse tecido conjuntivo é representado por tecido de granulação altamente vascularizado. Caracteriza-se clinicamente por uma massa elevada de tecido mole, com inserção pediculada ou séssil, superfície lisa ou verrucosa e frequentemente lobulada, consistência mole a firme e coloração variando de rosa a vermelho a um vermelho intenso. Geralmente seu desenvolvimento é rápido e pode sugerir erroneamente um processo maligno.

Nota: Neste sentido é possível afirmar que o granuloma piogênico pode ser entendido como:

> "Pequena lesão vegetante, geralmente pediculada, ulcerada e coberta de crosta, que sangra ao menor traumatismo. Atualmente, considera-se o granuloma piogênico um hemangioma capilar."
>
> Bogliolo Patologia 6ª Edição.

E neste mesmo sentido ainda é possível afirmar que:

> "Granuloma piogênico ou granuloma telangiectásico é uma pápula vascular benigna extremamente comum que ocorre no jovem, possivelmente como resposta à lesão. Sua etiologia pode resultar de traumatismo, porém muitos pacientes não tem nenhuma lembrança de uma lesão. Apesar do seu nome, a condição não é granulomatosa na patologia nem piogênica na origem."
>
> Anthony Du Vivier, Atlas de Dermatologia Clínica, 2ª Edição.

Angioceratoma Solitário

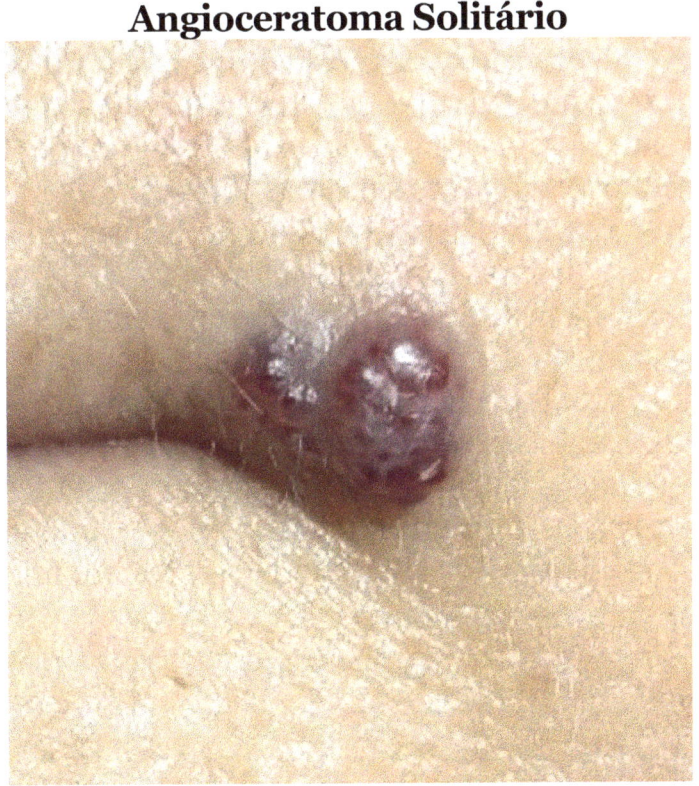

O angioceratoma é um nódulo ou placa vermelho escuro com superfície verrucosa, que mais comumente afeta os membros. Ocorre em pessoas jovens de ambos os sexos. O paciente muitas vezes se apresenta por causa de súbito aumento, escurecimento ou sangramento, sendo necessária diferenciação de um melanoma maligno.

Angioceratoma do escroto de vulva de Fordyce: pápulas vasculares benignas relativamente comuns da genitália. Aparecendo sob a forma de múltiplas pequenas pápulas vermelho viva, o angioceratoma pode estar presente durante a adolescência em homens no escroto ou às vezes mais tarde em mulheres nos grandes lábios. As lesões são benignas, e tranquilização é tudo que se faz necessário. Podem ser tratadas com crioterapia ou diatermia.

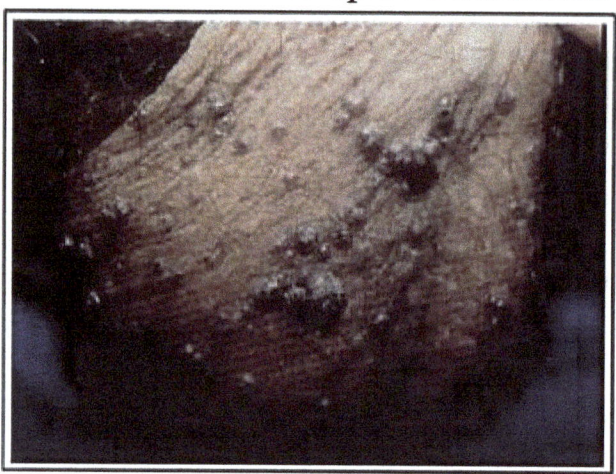

Doença de Anderson-Fabry (angioceratoma corpóreo difuso): uma rara doença recessiva de homens, ligada ao X, que é devida a uma deficiência de α-galactosidase A e resulta na deposição de glicolipídio nos pequenos vasos sanguíneos da pele e vísceras. O prognóstico é grave para a maioria, a morte ocorrendo por um acidente vascular ou uremia. Transplante renal pode ser necessário nos pacientes com comprometimento renal grave. É interessante que isto pode também melhorar os outros sintomas clínicos.

Tumor de Glômus: um neoplasma benigno de células de glômus que ocorre mais frequentemente nas palmas ou dedos. O tumor de Glômus é uma pequena pápula ou nódulo da cor da pele ou vermelha que em geral é encontrado nas mãos, particularmente nas palmas e embaixo das unhas, embora possa ocorrer em qualquer localização. O tumor é caracterizado por dor paroxística, muitas vezes precipitada pelo frio, compressão ou posição inferior. Pode ocorrer em qualquer idade, inclusive na infância, quando às vezes estão presentes lesões múltiplas. Estas últimas são associadas com um modo dominante autossômico de herança. Os tumores de glômus devem ser excisados completamente, de outro modo a recidiva é frequente.

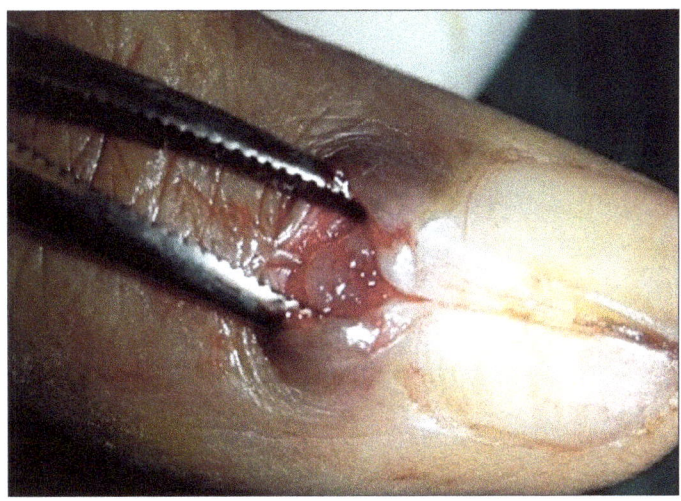

Telangiectasias Secundárias

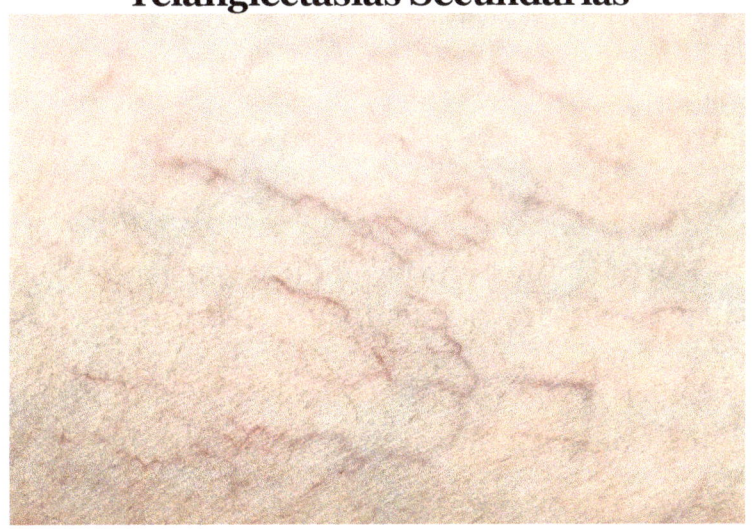

Telangiectasias são encontradas frequentemente nos membros inferiores, particularmente em mulheres. Podem ou não estar associadas com varizes. Decorrem do aumento da pressão venosa capilar. Telangiectasias são pequenos vasos sanguíneos dilatados, próximos à superfície da pele, ou de membranas mucosas, medindo entre 0,5 e 1 milímetro. As telangiectasias podem se desenvolver em qualquer área do corpo, mas são mais comumente vistas na face ao redor do nariz, nas bochechas e queixo. Essas telangiectasias podem, também, se desenvolver nos membros inferiores, sobretudo nas coxas, logo abaixo dos joelhos e nos tornozelos. Algumas telangiectasias são decorrentes de anomalias no desenvolvimento dos vasos e se parecem muito com neoplasias vasculares benignas. As telangiectasias podem ser compostas por aglomerados de arteríolas, capilares ou vênulas. Devido ao fato de as telangiectasias serem lesões vasculares, elas ficam brancas (se esvaziam) quando se aperta com o dedo. As causas de telangiectasias podem ser divididas em dois grupos: congênitas e adquiridas.

Causas congênitas de telangiectasias
1. Naevus flammeus (Manchas Vinho-do-Porto)
2. Síndrome de Klippel-Trenaunay
3. Síndrome de Maffucci
4. Síndrome de Osler-Weber-Rendu (telangiectasia hemorrágica hereditária)
5. Ataxia telangiectasia
6. Síndrome de Sturge-Weber

Causas adquiridas de telangiectasias
1. Hipertensão venosa
2. Acne rosácea
3. Danos ambientais, como os causados por exposição ao sol ou ao frio
4. Traumas cutâneos, como contusões ou incisões cirúrgicas
5. Exposição à radiação, como a radioterapia para câncer
6. Quimioterapia
7. Síndrome Carcinoide
8. Síndrome CREST
9. Tratamento crônico com corticoides.

Aranhas vasculares, comuns em gestantes e pacientes com cirrose hepática, associados a eritema palmar. Nos homens ocorrem devido a altos níveis de estrogênio decorrentes da doença hepática A cirurgia vascular brasileira é caracterizada por alto grau de desenvolvimento no tratamento estético das microvarizes e telangiectasias. Muitas das mais importantes técnicas foram criadas e/ou aprimoradas em nosso país. Dentre as principais causas desta diferenciação estão o clima quente, a vaidade da mulher brasileira e a criatividade e habilidade do médico brasileiro. O tratamento estético pode ser dividido em cirúrgico e escleroterápico. A indicação de cada método depende fundamentalmente da classificação das lesões; mas deve-se também levar em conta os recursos e o domínio das técnicas de cada especialista. De modo geral, podemos classificar as veias em microvarizes e telangiectasias. Microvarizes são veias dilatadas de fino calibre (2-4 mm), de localização subcutânea.

Telangiectasias são vasos de fino calibre, de coloração avermelhada ou azulada e de localização dérmica. As telangiectasias podem ser classificadas de acordo com o seu formato em linear, arborizada, aracniforme ou papular, porém, para o tratamento, o importante é distingui-las em combinadas ou simples. Telangiectasias combinadas são aquelas que se comunicam com microvarizes (veias matrizes). Estas veias drenam para o sistema superficial e/ou profundo. Tais microvarizes são geralmente visíveis a olho nu, mas às vezes são localizadas pela palpação ou por exame ultra - sonográfico. Quando as telangiectasias aparecem agrupadas, com aspecto de "chuveiros" ou "aranhas", deve-se fazer a manobra de esvaziamento da rede de telangiectasias por compressão, seguida de descompressão brusca. O preenchimento instantâneo indica refluxo e consequentemente a presença de matrizes. Os segmentos dilatados são ressecados e as perfurantes ligadas e seccionadas. Os "chuveiros", "aranhas" e "tufos", sem refluxo, comportam-se como telangiectasias simples (sem veia matriz). Estas desaparecem ou melhoram de forma surpreendente com o tratamento esclerosante químico ou térmico.

Sarcoma de Kaposi

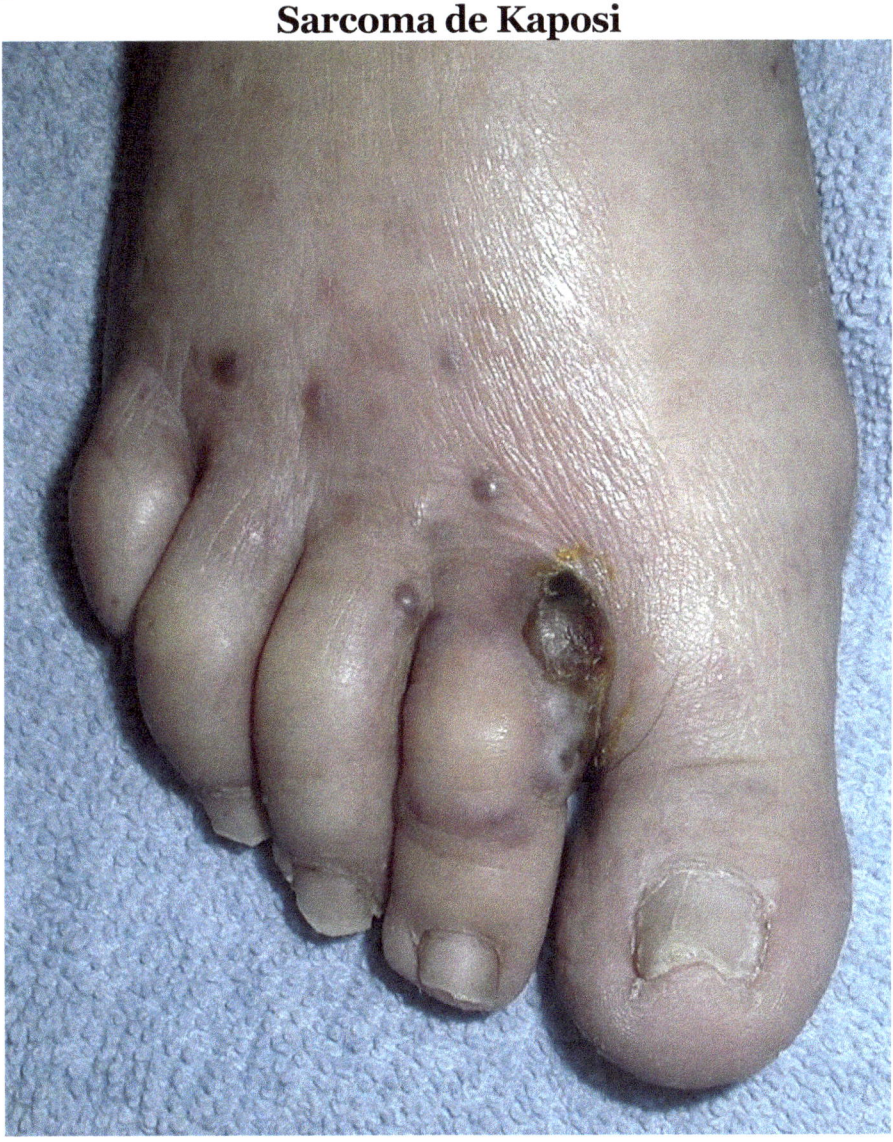

O sarcoma de Kaposi é uma doença sistêmica multifocal maligna, que tem origem no endotélio vascular e que tem uma evolução clínica muito variável. Ao contrário do que sucede na forma clássica em que as lesões surgem predominantemente nas pernas dos homens idosos, o SK associado ao HIV não tem localização anatômica preferencial. Pode surgir em qualquer local da pele, mas também por surgir nas membranas mucosas orais, genitais ou oculares. Os achados típicos são inicialmente máculas ou nódulos violáceos, solitários ou escassos, que têm predileção pelas linhas de tensão da pele. O curso clínico posterior é muito variável, as máculas ou tumores podem manter-se inalterados durante anos, ou crescer rapidamente em poucas semanas e disseminar-se.

O crescimento rápido pode provocar dor intensa e hemorragia que causa uma coloração esverdeada da pele circundante que pode ser muito notória. A evolução destas lesões podem ainda incluir a necrose central com consequente ulceração que sangra facilmente. As lesões em placa ou nodulares, habitualmente acompanhadas de edema extremo, podem confluir e originarem tumefações extremas das extremidades ou face. Na cavidade oral o palato duro é atingido frequentemente. Após o eritema inicial surgem placas e nódulos que ulceram e sangram facilmente. Estas lesões podem surgir até na região genital, por exemplo no prepúcio ou na glande, com o aspecto de placas infiltrativas. O diagnóstico do SK na pele e mucosas efetua-se habitualmente com base nas seguintes características clínicas:

1. Máculas ou nódulos de cor violácea
2. Distribuição pelas linhas de tensão da pele
3. Coloração esverdeada (como das contusões) em torno da lesão tumoral
4. Edema circundante
5. Disseminação das lesões, possivelmente com atingimento muco cutâneo.

Este quadro é especialmente característico em doentes com infecção por HIV ou outro tipo de imunossupressão. Se apenas surgir uma lesão isolada ou existir dúvidas quanto à sua etiologia deve-se efetuar biópsia da lesão, por excisão ou incisão consoante o tamanho da lesão, de forma a assegurar um diagnóstico histológico. No exame histológico de rotina (coloração Hematoxilina-Eosina) são importantes os seguintes aspectos no SK com origem no endotélio vascular:

1. Na porção média e superficial da derme, há espaços em fenda formados por novos vasos de parede fina e por vasos parcialmente aberrantes que se dispõem ao longo dos vasos normais da derme e anexos.
2. Focos de eritrócitos extravasados em torno dos novos vasos.
3. Depósitos de hemossiderina.
4. Infiltrado inflamatório linfocitário.
5. Eventuais infiltrados de células endoteliais fusiformes ou ovais (SK fusiforme).

Habitualmente a epiderme está intacta, podem ocorrer lesões viscerais, devido a disseminação no trato gastrintestinal, fígado, pulmões, linfonodos intra-abdominais e coração. As lesões do sarcoma de Kaposi devem ser diferenciadas de quadros cutâneos nodulares acompanhados de pigmentação hemossiderótica consequentes a fístulas arteriovenosas. Morris Kaposi, no ano de 1872, descreveu esta patologia que acometia, predominantemente, idosos, do sexo masculino, com lesões múltiplas, hiper pigmentadas, nodulares e de ocorrência mais frequente nas extremidades dos membros inferiores. Inicialmente foi denominada "Sarcoma hiper pigmentado, múltiplo, idiopático, da pele", e, mais tarde, passaria a ser conhecida como Sarcoma de Kaposi. Desde então, foram descritas quatro formas clínicas de apresentação dessa doença. A descrição feita por Morris Kaposi no século passado caracteriza a "forma clássica" do SK, bastante rara, sendo mais prevalente na América do Norte e Europa, acometendo homens idosos descendentes de judeus do Leste Europeu ou de povos da região do Mar Mediterrâneo. A "forma endêmica" do SK, presente no Continente Africano, principalmente nas regiões ao sul do Deserto do Saara, é também relativamente rara, porém mais agressiva, e acomete adultos jovens e crianças negras. Em meados da década de setenta, com o advento dos transplantes renais e suas terapias de imunossupressão, bem como com o surgimento de tratamento quimioterápico para algumas neoplasias, observou-se um aumento importante na incidência de SK, diretamente associado à imunodeficiência severa. Essa forma passou a ser denominada de "iatrogênica".

Por fim, uma forma similar do SK, mais agressiva, muitas vezes associada à pneumonia por Pneumocystis carinii, passou a ser notada no início da década de oitenta entre adultos jovens, do sexo masculino, homossexuais ou bissexuais, de algumas cidades dos Estados Unidos. É o que se denominaria de "forma epidêmica" do SK, que ocorre em indivíduos infectados pelo vírus da imunodeficiência humana (HIV), sendo a malignidade mais comum de tal grupo.

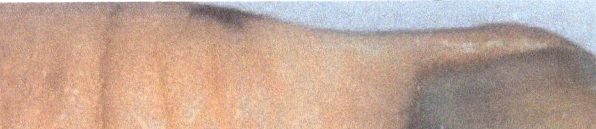

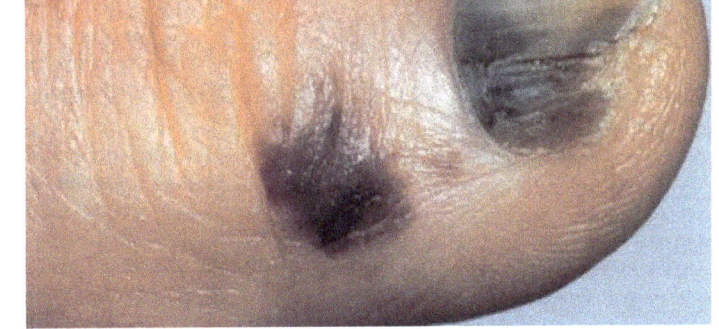

Um câncer de pele potencialmente fatal que se origina de melanócitos, provavelmente como resultado da excessiva estimulação pela luz ultravioleta, e que pode metastatizar através dos linfócitos e da circulação. Os nevos displásicos têm um padrão característico de proliferação melanocítica dentro da epiderme (hiperplasia melanocítica lentiginosa atípica) que é diferente dos ninhos de células associados com os nevos compostos ou juncionais. Eles também têm uma resposta estromal associada.

Subtipos do melanoma maligno cutâneo:

➢ Melanoma lentigem maligna: o melanoma lentigem maligna ocorre na face - usualmente nas bochechas, nariz, têmpora ou testa - de uma pessoa idosa. O pescoço também pode ser afetado. Ele aparece sobre a forma de uma lesão plana, pigmentada, que gradualmente aumenta. Esta fase inicial de crescimento horizontal é muito lenta; neste estágio ele é conhecido como lentigem maligna ou sarda de Hutchinson. As cores dentro da lesão variam de bronzeado claro a castanha ou negro, às vezes com manchas vermelhas, azuis, cinzes ou brancas. A margem é irregular e pode ser incisada ou indentada.

➢ Melanoma maligno intraepidérmico: o melanoma maligno intraepidérmico é um conceito clínico relativamente novo. A educação pública tem sido tão efetiva que muitos se apresentam com lesões muito iniciais que estão limitadas à epiderme. Eles diferem da lentigem maligna porque ocorrem em indivíduos muito mais jovens, não são restritos à face e não se associam com lesão ou elastose solares macroscópicas. Clinicamente, são inteiramente planos e podem assemelhar-se ao melanoma de disseminação superficial.

➢ Melanoma maligno de disseminação superficial: este começa como uma placa plana de pigmentação que se torna apenas palpável. Alastra-se lateral e horizontalmente, possui um contorno irregular, muitas vezes com irregularidades e identado. Os sulcos cutâneos estão presentes inicialmente, mas gradualmente desaparecem. Há várias tonalidades de castanho, nem sempre misturado com negro, mas usualmente sim, e focos de vermelho, azul e púrpura. O melanoma maligno de disseminação superficial afeta os jovens e os de meia-idade, predominando em mulheres: é mais comum nas pernas nas mulheres e no tronco nos homens.

➢ Melanoma maligno lentiginoso acral (mucoso palmo plantar): as características clínicas são semelhantes, inicialmente, às do melanoma lentigem maligna e o de disseminação superficial, mas a invasão e formação de nódulo e consequentemente metástase ocorrem precocemente. É incomum em brancos, mas pode ocorrer em orientais e negros. A lesão também pode ocorrer embaixo da unha, caso no qual usualmente há uma mancha pigmentada plana, irregular, na pele adjacente (sinal de Hutchinson). A unha não cresce apropriadamente, é pigmentada e começa a deformar-se e a fender-se à medida que se torna espessada. Hemorragia embaixo da unha, por outro lado, é muito negra na sua cor e muitas vezes há áreas vermelho escuras ou púrpuras, algumas do tamanho de ponta de alfinete, adjacentes a área principal da lesão. O paciente pode lembrar-se de traumatismo. Cortar a unha revelará flocos de sangue na unha. A amputação do dedo constitui o tratamento de escolha.

➢ Melanoma maligno nodular (melanoma papular): o sintoma mais comum é crescimento. A lesão começa como uma pápula, e é neste estágio que deve ser diagnosticada. Gradualmente torna-se nodular, e pode a seguir sangrar e ulcerar, época pela qual pode ter metastatizado. O contorno não é particularmente irregular, mas ocasionalmente possui um halo circundante. Pode ser predominantemente negra, mas pode ser púrpura ou vermelha/castanha.

➢ Melanoma desmoplásico: o melanoma desmoplásico é raro. Os pacientes são idosos, porém muitas vezes lembram-se de uma mancha castanha precedente sugestiva de uma lentigem maligna. Ele ocorre na cabeça ou pescoço e é uma placa ou um nódulo duro. A apresentação muitas vezes é tardia.

A cirurgia constitui o único tratamento bem-sucedido para melanoma. O objetivo mais importante no tratamento do melanoma maligno é a educação ampla a respeito dos perigos da luz ultravioleta e queimadura solar, e das características de malignidade. Desta maneira, sua incidência pode ser reduzida e o diagnóstico feito precocemente pelos pacientes e médicos.

Embora o melanoma maligno ainda seja um tumor incomum, está se tornando mais comum, e as consultas a respeito de lesões potenciais são de fato muito comuns. A incidência do melanoma maligno duplicou em uma década na Escandinávia e Austrália. No Arizona, quadruplicou nos brancos, sem nenhum aumento, absolutamente, na população hispânica. Aumentos semelhantes estão sendo vistos no Reino Unido, onde a incidência é de aproximadamente 5 novos casos por 100.000, mas esta pode ser uma subestimativa; aproximadamente 1000 pacientes morrem da doença a cada ano, o que é um número semelhante ao das que morrem de carcinoma do colo do útero. Queensland, na Austrália, apresenta a mais alta incidência no mundo, 40 casos por 100.000.

O falecido patologista Alexander Breslow demonstrou uma relação inversa entre a espessura do tumor e a sobrevida, tal que quanto mais superficial a lesão no momento da excisão, melhor o prognóstico.

Sobre a autora

Adriane do Espírito Santo Rangel é escritora, tradutora, professora, podóloga e enfermeira que se dedica ao cuidado da pele e unhas dos pés, especialmente de diabéticos, há 20 anos. Também é de sua autoria os livros na área de Podologia Unhas: espelho da saúde e reflexo de doenças, A invasão da unha do dedão do pé. Pesquisadora nas áreas de micologia e cosmetologia natural, criadora do método de tratamento de combate às micoses de unha "As 3 fases de sucesso de combate às infecções fúngicas", supervisiona e coordena um projeto de assistência podológica gratuita a idosos diabéticos, precursora de eventos científicos na área de podologia do seu estado, atual presidente da ADVV – Associação de Diabéticos de Vila Velha, palestrante, ministra cursos de capacitação e especialização na área de Podologia e Enfermagem.

Copyright © 2022 Editora Aksan
Todos os direitos desta edição reservados à Editora Aksan

Revisão e diagramação
Adriane do Espírito Santo Rangel

Adriane do Espírito Santo Rangel
Dermatologia de Membros Inferiores
Vila Velha - Espírito Santo, 1ª ed., 2022
139 páginas

ISBN 978-65-00-40998-7

Editora Aksan
Avenida Capixaba, 27
29107.100 Vila Velha Espírito Santo
42.711.874/0001-05

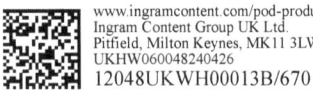
www.ingramcontent.com/pod-product-compliance
Ingram Content Group UK Ltd.
Pitfield, Milton Keynes, MK11 3LW, UK
UKHW060048240426
12048UKWH00013B/670